LiSA コレクション
心臓麻酔デビュー

編集　**坪川 恒久**　東京慈恵会医科大学 麻酔科学講座

メディカル・サイエンス・インターナショナル

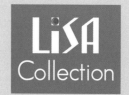

Essentials of Cardiac Anesthesia
First Edition
by Tsunehisa Tsubokawa

Ⓒ 2018 by Medical Sciences International, Ltd., Tokyo
All rights reserved.
ISBN 978-4-8157-0133-8

Printed and Bound in Japan

注 意

本書に記載した情報に関しては，正確を期し，一般臨床で広く受け入れられている方法を記載するよう注意を払った。しかしながら，著者ならびに出版社は，本書の情報を用いた結果生じたいかなる不都合に対しても責任を負うものではない。本書の内容の特定な状況への適用に関しての責任は，医師各自のうちにある。

　著者ならびに出版社は，本書に記載した薬物の選択・用量については，出版時の最新の推奨，および臨床状況にもとづいていることを確認するよう努力を払っている。しかし，医学は日進月歩で進んでおり，政府の規制は変わり，薬物療法や薬物反応に関する情報は常に変化している。読者は，薬物の使用にあたっては個々の薬物の添付文書を参照し，適応，用量，付加された注意・警告に関する変化を常に確認することを怠ってはならない。これは，推奨された薬物が新しいものであったり，汎用されるものではない場合に，特に重要である。

はじめに

若手麻酔科医にとって心臓麻酔は一つの関門である．心臓手術が行われている部屋に入ると，人工心肺や経食道心エコーなど，ほかの手術では見ない医療機器があり，シリンジポンプがずらっと並んでいる．時には興奮状態の心臓外科医が大声で叫び，殺伐とした空気が流れることもある．この部屋の緊張感の中で数時間，時には10時間以上も麻酔管理を行うとなると気が重くなるかもしれない．

心臓麻酔は麻酔科専門医試験を受ける際の経験必要症例に指定されたため，今後，専門医資格を取得するならば，どこかの施設で最低25症例は経験しなければならない．もちろん，そうでなくとも心臓麻酔を勉強することにはさまざまなメリットがある．例えば，心臓麻酔では，前負荷，後負荷，心機能などを個々に評価して血行動態を解釈する必要があり，そのために経食道心エコーなど，ほかの麻酔ではあまり使用しないモニターを用いる．このような解釈の技術を身につけることは，ほかの一般的な麻酔でも必ず役に立つ．さらに，心臓を人為的に止め，再稼動させる中では，各種薬物やペースメーカ，大動脈内バルーンパンピング，経皮的心肺補助装置などを使用する．このような薬物や機器に慣れ親しむことにより，高度な蘇生技術が身につき，緊急時の選択肢を増やすことになる．

このような心臓麻酔を担当するにあたっては，最低限知っておいて欲しい知識がある．私の勤務する東京慈恵会医科大学のレジデント教育カリキュラムでは，3年目に2～3か月間，短期集中的に心臓麻酔を研修することになっていて，各自がその"強化月間"に向けて準備している．そしてデビューを前にした彼・彼女らから「あらかじめ，どんな本を読んでおいたらいいですか」という質問を受けることも多い．彼・彼女らの多くは，心臓麻酔の専門医になるわけではないので，分厚い心臓麻酔のテキストブックを薦めるつもりはない．しかし，短期間で効率よく心臓麻酔を身につけていくためには，最低限知っていて欲しい知識も数多く存在する．そのあたりをまとめたいと考え，形にしたのが本書である．

本書は，LiSAに掲載された「心臓麻酔デビューに向けて（基礎編）」「心臓麻酔デビューに向けて（実践編）」「心臓麻酔ステップアップ」の三つの徹底分析シリーズに加筆し，さらに新たな章を加えたものである．一般的な教科書は，知識を偏ることなく漏れなく伝えることを目的としているが，本書は各執筆者自身が実践している内容をその思い入れとともに語る形式をとっている．そのため，章によっては偏っている部分，足りない部分もあるかもしれない．しかし臨床の現場で「これがスタンダード」という正解はない．本書を礎として，自らのスタンダードを構築していって欲しい．

心臓麻酔の世界へようこそ．

坪川 恒久

編　集

坪川 恒久
東京慈恵会医科大学 麻酔科学講座

執　筆（掲載順）

坪川 恒久
東京慈恵会医科大学 麻酔科学講座

清野 雄介
東京女子医科大学 集中治療科

古本 恭子
元 慶應義塾大学医学部 麻酔学教室

香取 信之
国立病院機構東京医療センター 麻酔科・集中治療科

下出 典子
兵庫医科大学病院 手術センター

紙谷 寛之
旭川医科大学 外科学講座 心臓大血管外科学分野

片山 勝之
手稲渓仁会病院 麻酔科・集中治療室

横山 健
手稲渓仁会病院 麻酔科・集中治療室

遠山 裕樹
旭川医科大学 麻酔・蘇生学講座

神田 浩嗣
旭川医科大学 麻酔・蘇生学講座

国沢 卓之
旭川医科大学 麻酔・蘇生学講座

石川 晴士
順天堂大学医学部 麻酔科学・ペインクリニック講座

林田 眞和
順天堂大学医学部 麻酔科学・ペインクリニック講座

隈元 泰輔
熊本大学医学部附属病院 中央手術部

瀬尾 勝弘
小倉記念病院 麻酔科・集中治療部

石橋 正博
小倉記念病院 検査技師部

宮田 和人
ニューハート・ワタナベ国際病院 麻酔科

重松 明香
ニューハート・ワタナベ国際病院 麻酔科

真鍋 晋
土浦協同病院 心臓血管外科

関 厚一郎
イムス葛飾ハートセンター 麻酔科

能見 俊浩
イムス葛飾ハートセンター 麻酔科

﨑村 正太郎
九州大学病院 麻酔科蘇生科

辛島 裕士
九州大学 麻酔・蘇生学分野

山口 聖次郎
岐阜大学医学部 高度先進外科（第一外科）

土井 潔
岐阜大学医学部 高度先進外科（第一外科）

太田 隆嗣
湘南鎌倉総合病院 麻酔科

小出 康弘
湘南鎌倉総合病院 麻酔科

有澤 創志
神戸麻酔アソシエイツ

井出 雅洋
神戸麻酔アソシエイツ

岩谷 全亮
神戸麻酔アソシエイツ

池崎 弘之
かわぐち心臓呼吸器病院 麻酔科 / 大和成和病院 麻酔科

中里 桂子
かわぐち心臓呼吸器病院 麻酔科

心臓麻酔デビュー ● 目 次

はじめに ……………………………………………………………………………………… iii
執筆者一覧 …………………………………………………………………………………… v
目次 …………………………………………………………………………………………… vii

Part 1　総論 …………………………………………………………………………… 1

第1章　まずは全体像を捉えよう
人工心肺前・中・後の管理法　　　　　　　　　　　　　　　　　　　3
坪川 恒久

第2章　初めての経食道心エコー
心臓麻酔が面白くなる　　　　　　　　　　　　　　　　　　　　　13
清野 雄介

第3章　人工心肺装置の仕組み
おどろおどろしく見えて実は，一つ一つの構造はシンプル　　　　　23
坪川 恒久

第4章　凝固・輸液・輸血管理
心臓麻酔で必要な人工心肺中の血液管理　　　　　　　　　　　　　31
古本 恭子，香取 信之

第5章　循環作動薬の基礎と実際
うまく使いこなすには？　　　　　　　　　　　　　　　　　　　　43
下出 典子

コラム　心臓外科医から麻酔科医へお願いしたい10のこと　　　51
紙谷 寛之

Part 2　各論

Section 1　開心術 ……………………………………………………………… 55

第6章　心房中隔欠損症
あなどるなかれ，成人ASD　　　　　　　　　　　　　　　　　　　57
片山 勝之，横山 健

第7章　大動脈弁狭窄症
血行動態の把握が周術期管理のカギ　　　　　　　　　　　　　　　67
遠山 裕樹，神田 浩嗣，国沢 卓之

第8章　大動脈弁閉鎖不全症
過度の徐脈と拡張期圧低下を回避する　　　　　　　　　　　　　　75
石川 晴士，林田 眞和

第 9 章　僧帽弁閉鎖不全症に対する弁形成術
経食道心エコーで弁形成術や合併症に対応　　　　　　　　　83
隈元 泰輔，瀬尾 勝弘，石橋 正博

第 10 章　僧帽弁閉鎖不全症に対する MICS
TEE に習熟し外科医のもう一つの目となろう　　　　　　　　91
宮田 和人，重松 明香

第 11 章　メイズ手術
心房細動に対する外科的アブレーション　　　　　　　　　　97
真鍋 晋

第 12 章　全弓部置換術
"循環停止"って大丈夫？　"脳分離体外循環"って何？　　　107
関 厚一郎，能見 俊浩

第 13 章　感染性心内膜炎
多様な病態を把握した管理を目指して　　　　　　　　　　117
﨑村 正太郎，辛島 裕士

Section 2　冠動脈バイパス術　　　　　　　　127

第 14 章　オフポンプ vs. オンポンプ
これからの冠動脈バイパス術を考える　　　　　　　　　　129
山口 聖次郎，土井 潔

第 15 章　オフポンプ手術の流れと麻酔管理
まずは，一般的な麻酔管理を把握しよう　　　　　　　　　135
太田 隆嗣，小出 康弘

第 16 章　心筋梗塞に対するオンポンプ冠動脈バイパス術
麻酔科医は麻酔深度，輸液量，強心薬のコンダクター　　　143
有澤 創志，井出 雅洋，岩谷 全亮

第 17 章　低侵襲オフポンプ冠動脈バイパス術
今後，増えていくだろうから今のうちに知っておこう　　　151
池崎 弘之，中里 桂子

付録　読んでおくべきガイドライン　　　　　　　　158
清野 雄介

索引　　　　　　　　　　　　　　　　　　　　　　　　163

Part 1　総論

第1章

まずは全体像を捉えよう

人工心肺前・中・後の管理法

心臓手術には大きく分けて2種類がある。人工心肺を用いる手術と用いない手術である。人工心肺を用いる手術とは主に，心拍動を止めて，その間に手術を行う。各種弁置換術などが該当する。一方，人工心肺を用いない手術とは，心臓を拍動させたまま行うもので，off pump coronary artery bypass graft(OPCAB)が代表的である。

本稿では，人工心肺を用いる心臓手術を念頭に話を進める(オフポンプはPart 2 Section 2「冠動脈バイパス術」で述べる)。

何のために心臓を止めるのか

心臓を止める目的は，当然ながら手術をやりやすくすることにある。心臓が動いたままでは細かい作業はとてもできない。弁置換，弁形成，血管の吻合などは繊細な作業であり，一つの糸の緩みが手術を台無しにしかねない。

実は，心臓を止めることにはもう一つの目的がある。それは，心筋を保護することである。心臓は，心筋内の貯蔵エネルギーを使い切ってしまうと，硬直し活動できなくなってしまう(コラム1)。それを避けるために心筋内のエネルギーを温存する必要がある(図1)。心停止中は冠動脈の血流も途絶するため，心筋へのブドウ糖も酸素も供給できない状態であり，エネルギー温存のためには消費を減らすしかない。エネルギー消費を減らす最も効率のよい方法は，心臓の活動を止めることであり，次に温度を下げることである。心筋の収縮を止めることにより，心臓のエネルギー消費量は10％に減少し，さらに低体温により5％に低下させることができる。

どうやって心臓を止めるのか：止めるのに保護？

心筋が収縮するためには，心筋の細胞膜内外でのナトリウム(Na^+)，カリウム(K^+)，カルシウム(Ca^{2+})といったイオンの移動が必要である。細胞外液を高K^+あるいは

コラム1

気絶心筋，冬眠心筋，stone heart

冠動脈閉塞に対して治療し再灌流に成功しても10日間程度，壁運動異常が残存することを「気絶心筋 stunned myocardium」と呼ぶ。定義としては，冠血流が正常で虚血が存在しないにもかかわらず，可逆的な収縮能低下が一時的に残存する状態である。一方，心筋壊死を免れて慢性的な低灌流だが血流が改善すると機能を回復する部位を「冬眠心筋 hibernating myocardium」と呼ぶ。心臓手術中の心筋保護が効果的に行われず，心筋内のエネルギーを使い果たした心臓は，小さく拘縮したような状態で静止してしまう。この状態を「stone heart」と呼ぶ。

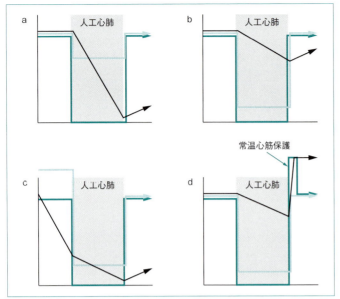

図1 心筋のエネルギーバランス
青線（━）は心筋へのエネルギー供給，水色線（━）は心筋のエネルギー消費，黒線は心筋内のアデノシン三リン酸（ATP）濃度を示す．
a. 人工心肺中の心筋保護がない場合：人工心肺中に心筋保護が十分でないと，心筋内エネルギー消費が供給を大きく上回り，心筋内のATPは枯渇してしまう．こうなるとstone heartとなり，人工心肺から離脱できない．
b. 人工心肺中に心筋保護を行う場合：人工心肺中に冷却した心筋保護液を使用し，低体温にするとエネルギー消費も抑制され，心筋内のATPは温存される．
c. 人工心肺前にエネルギーを消費してしまう場合：人工心肺前から心筋のエネルギー消費が増えていると，心筋内のATPが減少し，人工心肺中のエネルギー消費が抑えられても離脱に苦労する．
d. 人工心肺中の冷却心筋保護と離脱時の常温心筋保護の併用：人工心肺中は冷却心筋保護を実施し，人工心肺からの離脱時には常温心筋保護液により心筋にエネルギーと酸素を供給すると，ATPレベルが上昇し，離脱がスムーズとなる．

*1 第3章「人工心肺装置の仕組み」23ページ参照

*2 第3章「人工心肺装置の仕組み」24ページ図1参照

*3 第4章「凝固・輸液・輸血管理」31ページ参照

心臓の代理"人工心肺"

心臓や肺に代わって，全身に酸素化された血液を送り出すのが人工心肺 cardiopulmonary bypass（CPB）装置である[*1]．この装置では，脱血管を通して静脈血をリザーバーに導き，ポンプで送り出す．その途中の人工肺で酸素に接触させて，血液を動脈血化する[*2]．脱血の部位・方法，ポンプの種類，送血の部位・方法など，バリエーションは多い．自身の施設が，どのような症例でどのようなCPBシステムを用いるかは理解しておかなくてはならない（術前に，心臓外科医，臨床工学技士に確認する）．

CPB回路内面は血液が接触する．この接触により，血液の凝固系，補体系が活性化し，血栓が発生してしまう．血栓が人工肺やフィルターに目詰まりしてしまうと，装置自体が停止してしまう．一方，血栓が生体内に送られてしまうと全身の血栓症，続いて播種性血管内凝固 disseminated intravascular coagulation（DIC）が発生しかねない．このような凝固系の活性化，血栓形成を抑制するために，全身のヘパリン化を行う．体外循環中は活性凝固時間 activated clotting time（ACT）にてヘパリンの作用を評価する．体外循環中の目標ACT値として400〜480秒を維持するようにヘパリンの追加投与を行っていく（臨床工学技士が調節する施設が多い）[*3]．

さて，CPBのアウトプットは，非拍動の定常流である（人為的に拍動させるポンプもあるが）．平均血圧に相当する圧で灌流している．収縮期圧のような高い圧がないため，末梢まで灌流して酸素供給するにはいささか心許ない．そこで，各組織の酸素需要を減らすために，低体温を導入する．体外循環時間が短ければ32〜34℃，長時間が予定されている場合は，さらに低い25〜30℃に設定される．

血液は，低温にすると血管壁の透過性亢

低Na$^+$状態にするとイオンの移動ができなくなり，心臓は停止する．このような電解質組成の液を心筋保護液（cardioplegia）と呼ぶ．心筋保護液を冠動脈内に送り込むことにより，心筋の活動を止めている．心筋保護液の効果が不十分で心臓が動いていると（心電図に同期しなくても），心筋のエネルギーは消費されてしまい，心筋内のエネルギーが枯渇し，手術が完了してから心臓の再稼動ができなくなってしまう．また，時間とともに心筋保護液の効果は減弱するので，20〜30分程度で間歇的に追加投与を行うことになる（コラム2）．

コラム2

心筋保護液の注入方法

順行性と逆行性，選択的の三つの方法がある（図A）。

順行性（①）では，大動脈遮断後，大動脈基部に入れたルートベントから注入する。大動脈遮断鉗子と大動脈弁の間から心筋保護液を入れると，その部位に開孔している左右の冠動脈から心臓全体に心筋保護液が流れていく。

逆行性（②）では，右房を切開し，冠静脈洞から心筋保護液を注入する。ただし，カテーテル挿入部が右心系からの還流を受ける小・中心静脈合流部を越えてしまうため，右心系の心筋保護が不十分となる。大動脈弁逆流症がある場合，順行性では心筋保護液が左室内に漏れてしまって心停止が得られないため，逆行性で停止させる。また，冠動脈に狭窄がある場合（③）にも，順行性では狭窄部末梢に血液を送れないため，逆行性のほうが有利である。

大動脈弁逆流があるために逆行性で心停止を得た場合は，右心系の心筋保護が不十分なことがある。そこで，心静止後に大動脈基部を切開した際に冠動脈口に直接カニューレを当てて心筋保護液を追加する。この方法が選択的である。

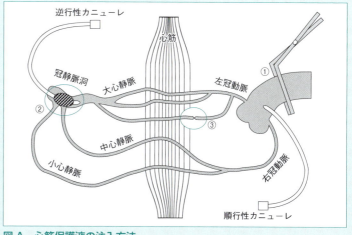

図A　心筋保護液の注入方法

進により粘稠となり，灌流が妨げられてしまう。そこで血液を希釈して流れやすくする。患者に接続する前に臨床工学技士が回路内に晶質液を充填している（プライミング，一般的には1,000～1,300 mL程度）。目標とするヘマトクリット（Hct）値は25～30%程度であるが，患者の状態，設定された体温によって異なる。血液がプライミングにより希釈されて目標Hct値が維持できない場合は，最初から赤血球液を混注してHct値が目標値以下とならないようにする（Hct値が低すぎると酸素運搬能が低下する）。

低体温はいろいろな影響を与える。血液温が低下すると，凝固因子が機能しなくなり，血液凝固が障害されてくる。また，末梢血管の収縮により，末梢を循環する血液量も減少してくる。血液pHの上昇は酸素解離曲線の左方移動を起こし，酸素供給の面ではマイナスとなる[*4]。

リザーバーの血液量は，脱血量と送血量のバランスで決まる。送血量は，体表面積から算出される（術者から聞かれることがあるので覚えておくとよい）。正常な心拍出量の8割くらいに相当する。送血量を増やす，または脱血量を減らしてリザーバーの血液量レベルを下げると，生体内の血液量が増加する。送血量を減らして，あるいは脱血量を増やすと生体内の血液量が減少する（開放型回路では，送血/脱血のバランスにより調節する）。送血に空気が混和して生体に送り込まれると，空気塞栓となる（後述）。リザーバーが空になってしまうと，血液を送り出せなくなるので，臨床工学技士は常にリザーバーの血液量レベルに注意している。

*4　27ページ臨床メモ「低体温時の酸塩基平衡管理」参照

肺の代理"人工心肺"

ポンプから導出された血液は，まず，熱交換器で設定した温度に調節される。続いて人工肺で酸素と触れて動脈血化する。この人工肺に送り込む酸素の流量を増やすと，人工呼吸中の換気量を増やしたのと同じ効果があり，血液中の二酸化炭素分圧が低下する。酸素濃度も同様で，酸素濃度を上げると血液中の酸素分圧も上昇する。この人工肺は圧への耐性が高くないため，自ずと流量（心拍出量に相当）が限られる（上限でも心拍出量と同等程度）。また，プラスチック製なので，アルコールや液体の吸入麻酔薬が触れると劣化し，破裂の危険があるので注意する。

すべてのカニュレーション（図2）が完了したら，送血量を減らして血圧を下げておいて，大動脈遮断を行う。遮断したら直ちに送血量を元に戻し，続いて心筋保護液の注入により心臓を停止させる。心臓の停止に時間がかかる場合は，心筋保護液がうまく注入されていないので原因を検索する（大動脈遮断が不完全である，大動脈弁逆流が多い，心筋保護液が冠動脈にうまく入らない，など）。右心系を切開する場合は良好な無血野を得るために，上大静脈，下大静脈のカニューレ周りのテープを絞って，すべての静脈還流血をCPB回路側に導出するようにする。左上大静脈遺残があるとテーピングをしても血液が右房内に還流してくる。左心系の場合は大静脈のテーピングを行わずに脱血だけすることもある。

大動脈弁逆流のある症例などでは，心静止中にも逆流により左室が緊満してくる。この緊満により，心筋の張力が発生すると，心筋内のエネルギーが消費されてしまう。これを防ぐため，左室ベントにより左室内の血液もCPB回路側へ吸引脱血する。また，心筋保護液の効果が減弱してくると，心筋がゆるやかに運動を開始し，心電図でうねるような電位の変動を観察するようになる。TEEでは，心筋の運動がみられるようになる。みつけたら術者，臨床工学技士に伝えて，早めに心筋保護液を注入する。

体外循環スタートまでの麻酔

体外循環がスタートするまでは，各疾患に対応した麻酔管理を心掛ける。弁の逆流性疾患では徐脈にしてはいけないし，虚血性心疾患では頻脈や高血圧による心筋仕事量増大に気をつける必要がある。一方，低血圧では心臓や脳を含めた臓器血流量が減少してしまう。前負荷，後負荷ともに，適正レベルに保っていく必要がある。しかし，薬物によるコントロールには限界がある。いざとなったら，開胸前に大腿動静脈にカニュレーションして，そこから体外循環をスタートさせるなど，補助循環を使用する〔大動脈内バルーンパンピング（IABP，コラム3）や経皮的心肺補助（PCPS）で行う施設もあるだろう〕。

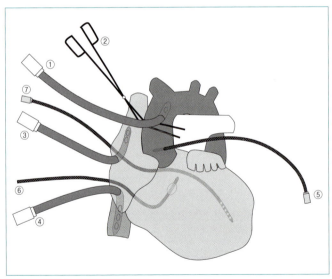

図2　一般的な人工心肺時のカニュレーション
①送血管：上行大動脈に留置
②大動脈遮断鉗子
③④脱血管（2本）：上下大静脈に留置
⑤順行性カニューレ：大動脈基部に挿入。順行性心筋保護液注入と空気抜きに用いる
⑥逆行性カニューレ：右房を切開して冠静脈洞に挿入。逆行性心筋保護液注入に用いる
⑦左室ベントカニューレ：右側左房より挿入。左心系に貯留する血液を吸引して術野の確保と減圧，人工心肺離脱時の空気抜きに用いる

筆者は，全静脈麻酔(TIVA)で導入している。鎮痛はレミフェンタニルのボーラス投与で対応し，持続投与は行っていない。この方法は，末梢血管の拡張作用が少なく，血行動態が安定しやすい。吸入麻酔薬で導入した場合は，輸液や血管収縮薬を用いて低血圧に対処する必要が出てくる。

一般的に，体外循環中は吸入麻酔薬を投与できないのでTIVAで管理することになる。そこで，導入後も引き続きTIVAによる管理を行っている。ただし，TIVAで導入しても，吸入麻酔薬の薬理学的臓器保護効果[1]を期待して，吸入麻酔薬に変更することもある。

麻酔導入から体外循環開始までは，心筋内のエネルギー温存を目指して，心筋の仕事量が増大するような管理は避ける。カテコールアミン，特にβ刺激作用のある薬物は避けたほうがよい。

体外循環中の麻酔

体外循環中に人工肺への送気を気化器に通して吸入麻酔薬を投与する方法もあるが，一般的にはプロポフォールの持続静注が用いられる。鎮痛には，レミフェンタニルの持続投与を行う施設と，中等量フェンタニル($10～20\mu g/kg$)などが用いられる施設もある。どちらも体温が下がるほど代謝が遅くなり，また鎮痛・鎮静のための必要量は減少する。筋弛緩薬も同様である。一方で，体外循環開始前の回路内の充填液に薬物は含まれていない。体外循環開始と同時に血液中の薬物は希釈されて，薬物濃度は低下する。体外循環開始直後は体温もまだ低下しておらず，術中覚醒記憶を引き起こす危険性がある。体動を起こすリスクもあることから，希釈される前に十分な量の鎮静薬と筋弛緩薬を追加投与しておく。

低体温中は糖の利用が障害されるため，血糖値が上がりやすい。血糖値が250 g/dLを超えると腎の糖排出閾値を超え，尿

コラム3

IABPの効果

大動脈内バルーンパンピング intraaortic balloon pumping (IABP)とは，下行大動脈内で拡張期にバルーン(内容はヘリウム)を膨らませることにより，拡張期圧を上昇させ(➡，左室は拡張期に灌流される)，収縮期に後負荷を減少させる(➡)ことにより心機能を補助する装置。心電図または動脈圧波形をトリガーとして作働させる。バルーンの拡張と収縮のタイミングを調節して最大効果を得る(図B, 図C)。

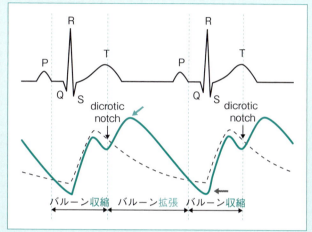

図B　IAPBによる循環補助
黒点線：IABPなし
青線：IABP作動中。拡張期の圧上昇，収縮早期の圧低下(後負荷の軽減)を認める

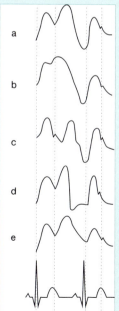

図C　IABPのタイミング
a. 理想的なタイミング。拡張期の高い圧と，後負荷の軽減を認める。
b. 大動脈弁が閉じる前にバルーンが膨張し心室内に逆流する。
c. バルーンの膨張が遅すぎて，高い拡張期圧が得られていない。
d. バルーンの脱気が早すぎて，拡張期の高い圧の時間が短い。
e. バルーンの脱気が遅すぎて，後負荷の軽減が得られていない。

中に糖が漏出する。この糖のもつ浸透圧により尿量が増加して，逆に血液は濃縮され，さらに血糖値が上昇することになるので，インスリンの使用を考慮する。

…

心腔内操作が終わり，縫合により心腔が閉じられたら，CPBからの離脱の準備となる。

最大の敵は「空気」

弁置換などのいわゆる開心術では，心腔内に空気が侵入する。心拍再開時に空気が心腔内に残存していたとしても，右心系ならば肺がフィルターとして機能するため，全身の空気塞栓を起こす可能性は低い。ただし，右房圧＞左房圧の場合は卵円孔が開き右左シャントとなる可能性があるので，経食道心エコー(TEE)で確認する。左心系の空気は，そのまま全身の空気塞栓となってしまう。空気は血液より軽いため，気泡は浮いてくる。すなわち，体の前面側に移動してくる。大動脈弁を空気がくぐった場合，Valsalva洞で前面側に開孔しているのは右冠動脈であり，ここに空気が侵入しやすい。空気が侵入した場合，右冠動脈閉塞症状すなわち，房室ブロックや右心機能障害などが起こってくる。空気塞栓対策を**表1**に示した[*5]。

*5 第2章「初めての経食道心エコー」13ページ参照

どうやって心臓の拍動を再開させるか

体外循環中は，低体温や電解質などさまざまな点で，正常時とは異なる状態に患者はおかれる。そこで，CPBから離脱する前に，それぞれを補正し，心臓が自力で活動するような条件を整えていく(**表2**)。

心臓の拍動が再開するためには，心筋内に残されているエネルギー量が重要である。体外循環中は心筋に酸素，エネルギー基質の供給は行われていないので，いくら低体温で消費を抑えていても，貯蔵エネルギー量は著しく減少している。そこで，急速にエネルギー量を増やす方法として，常温心筋保護液(warm cardioplegia, terminal cardioplegia hot shotなどと呼ばれる)を冠動脈内に注入する。この液の組成にもさまざまなパターンがあるが，ブドウ糖とインスリン，動脈血化した血液，高K^+などが含まれている。K^+により心臓を止めたままエネルギー基質であるブドウ糖と酸素を心筋に送り込み，心筋内のエネルギー量を一気に上昇させる。また，常温なので心筋の温度はすみやかに上昇する。続けて，K^+を正常な血液で洗い出す。

心拍動再開の補助として，β刺激作用をもつカテコールアミンや，同じく心筋内の環状アデノシン一リン酸(cAMP)レベルを

表1 空気塞栓対策

1. 侵入を防ぐ	左心系を大気に開放するときは人工呼吸器を止める 胸腔内を二酸化炭素で充満する
2. 除去する	左室・左房ベントで吸引する 大動脈ルートベントで吸引する 大きく換気して肺静脈から押し出す 術者により用手的に胸郭または心臓を振盪して押し出す 穿刺して直接吸引する
3. 頭部へ侵入させない	頭低位とする

表2 離脱に向けて

チェック項目	コメント
□体温を正常化する	低体温では心収縮能，拡張能，伝導路が抑制される 末梢との温度差が存在する 低体温では各種酵素の活性が低下する 復温とともに神経機能が回復するので，術中覚醒や体動に注意する
□pHを正常化する	アシドーシスではカテコールアミンの効果が減弱する 正常域にないと各種酵素の活性が低下する
□電解質補正	高K^+では心筋が活動しない 電解質(K^+, Ca^{2+}, HCO_3^-)を補正する
□血糖値を正常化する	高血糖では循環障害を起こす 低血糖では中枢神経系障害を起こす
□手術成果の確認	TEEを用いて病変に対する手術の効果を確認する
□胸腔内に液体貯留がないことを確認	左右の胸腔に血液が貯留していないか確認する
□残存空気がないことを確認	表1参照

コラム4

ペースメーカ

ペースメーカにはさまざまなモードがあるが，CPBからの離脱時に使用するモードは限られている。

VVI：心室を刺激する。一方で，心室で自己脈を感知して刺激を止める。CPBからの離脱時に最初に使う。低体温，アシドーシスの状態では刺激伝導路が機能しないので，ペースメーカにより直接心筋を刺激する。R on Tを避けるために心室でのセンシングは重要。

AAI：心房を刺激する。心房で自己脈を感知して刺激を止める。心筋温が戻り刺激伝導路が機能するようになったら，VVIからAAIに変更する。AAIでは心房収縮を伴うため，心拍出量を稼ぐことができる。

DDD：心房・心室を順次刺激する。心房・心室ともにセンシングしている。手術操作により刺激伝導路が障害された場合には，DDDのペーシングにより，効率的に心拍出量を得ることができる。

人工心肺からの離脱時に最初に使うのはVVIである。低体温やカリウムの影響などもあり，伝導路はつながっていないので心房を刺激しても心室の収縮は得られない。復温してブロックがなくなったらAAIに移る。大動脈弁，僧帽弁の手術で伝導路に侵襲が及んでいる場合には，ブロック状態が続くのでDDDを考慮する。

■ **ペーシングがうまくいかないとき**

まず，ペーシングの部位，強度，レートをチェックする。さらに以下を確認する。

オーバーセンシング：センシング閾値の設定が低すぎてセンシングが連続してかかってしまい，ペーシングが作動しない状態。電気メスなどさまざまな電気信号でもセンシングしてしまうので感度をあげることで対処する。センシング閾値を最大にするとセンシング機能がオフとなり常に一定のリズムでペーシングが入るようになる。

アンダーセンシング：センシング閾値が高すぎて，R on Tを作りそうな状態。

上げるホスホジエステラーゼ(PDE)Ⅲ阻害薬を使用する。また，ペースメーカを併用することもある（コラム4）。心筋温が十分に上昇していないときは，刺激伝導系も抑制されているので，心室ペーシング(VVI)を用いる。心拍再開後も継続して使用する場合は，復温後に心房ペーシングに変更したほうが，心拍出の効率がよい。

これらを使っても心拍出量が得られないときは，表3の内容をチェックして，原因に応じた対策を行う。

遮断解除，そしてCPBからの離脱

心臓の拍動が再開すれば，大動脈遮断を解除する。前述したように，心腔内の空気が全身循環に入る可能性がある。せめて脳梗塞は予防するために頭低位にしておく。大動脈基部のカニューレから持続的に十分に脱血を行い，ここでも大動脈側に出てきた気泡を吸い出す。さらに肺静脈内や（特に右上肺静脈）左房内の空気を除去するために，術者が胸郭を振動させる。麻酔科医は同時に用手にて大きく換気して補助することにより，肺静脈内に貯留した空気を左房

表3 低心拍出量の原因

心機能低下	収縮力の低下	低体温，アシドーシス，電解質異常，心筋虚血，不十分な心筋保護，刺激伝導路の異常
	拡張能の低下	心筋虚血，不十分な心筋保護
	弁の異常	各弁の逆流・狭窄，収縮期僧帽弁前方運動(SAM)
末梢血管抵抗の低下（後負荷の減少）		復温に伴う末梢血管拡張 アナフィラキシー 薬剤性（血管拡張薬，hANP，PDEⅢ阻害薬，麻酔薬など） vasoplegic syndrome〔人工心肺がトリガーとなり産生される一酸化窒素(NO)の影響〕
前負荷の減少		輸液・輸血の不足 出血 肺動脈抵抗の増大（プロタミンショック，肺塞栓）
モニタリングの問題		トランスデューサの位置異常 カテーテルの閉塞 中枢-末梢圧較差

腔に押し出す。右冠動脈への空気流入による虚血に注意する（心電図，TEEで監視する）。

肺血流が再開したら人工呼吸を開始する。これまで肺血流が途絶していたので，すぐにすべての肺胞がガス交換に参加するわけではなく，死腔やシャントが多く存在する。そのため，呼気二酸化炭素分圧と動脈血二酸化炭素分圧は乖離する。適宜，血液ガス分析を行い，補正する。この差は次第に小さくなってくる。

CPBの流量は，あらかじめ体表面積から算出した設定値で維持されている。離脱時は，この流量を下げていく。下げた分は患者自身の心臓からの拍出で補うことになる。「5割にして」という術者から臨床工学技士への指示は，設定値の5割のCPB流量にすることを意味しており，残りの5割は自己心臓からの拍出である。CPBからの流量が0になれば，自己心臓の拍出で100%灌流されていることになり，離脱が完了したことになる。

離脱ができても気は抜けぬ

CPBからの離脱が完了すれば，ヘパリンをプロタミンで拮抗して，凝固能を正常化する。プロタミン投与は，プロタミンショックと呼ばれる低血圧を伴うことが多いので注意を要する。プロタミンそのものも抗血小板作用を有しているので，過量投与すると凝固能が障害されてACTが延長してしまう。また，この時期の血液凝固障害は，単にヘパリンだけの問題ではない。体外循環中の血液は希釈されているので，希釈性凝固障害も起きてくる。point-of-careの凝固能評価モニター[*6]の使用が望ましい。また，プロタミンによる拮抗後も，時間とともに再びACTが延長してくる（ヘパリンリバウンド）ので，拮抗後もACTをチェックし，必要に応じてプロタミンの追加投与を行う。

離脱が順調でプロタミン投与により凝固能が回復してきたら，各カニューレの抜去が始まる。まずは脱血管が抜去される。CPB回路内にはヘパリン化された血液が残っているので送血管が挿入されている間は，追加で送り込むことにより血液量減少に対処できる。麻酔科側で対応が可能になっていれば送血管も抜去する。

離脱直後は末梢血管が収縮しているが，末梢まで復温してくると血管が拡張してくる。そのため，前負荷が不足して低血圧傾向が続きやすい。CPBから離脱する前に，できるだけ血液を身体側に移しておくとよい。必要に応じてカルシウム拮抗薬，プロスタグランジン（PG）E_1製剤などの血管拡張薬を使用する。状態は刻々と変化するので，先読みして（難しいけれど）対処していく必要がある。

離脱後は，体外循環中に低灌流だった臓器を中心に再灌流障害が発生する。再灌流障害を予防することは現時点では難しいが，これらが心臓手術の術後認知機能障害 postoperative cognitive dysfunction（POCD）に関与すると考えられている。

いよいよ終盤へ

止血が完了すると閉胸操作に移る。閉胸時までにTEEで両胸腔を観察して胸水をチェックし，必要なら胸腔ドレーンの留置を術者に依頼する。心タンポナーデにつながる心嚢内血腫（心臓背面のため術者が気付かないことがある）の有無を確認する。胸骨をあわせていくと胸腔内圧が上がり，心拍出量が著明に低下することがある。血行動態とTEEで観察して，カテコールアミンなどを併用して，ゆっくりと閉鎖していく。冠動脈バイパス術の場合は，閉胸によりグラフトが屈曲して心筋虚血となることがあるので，こちらも血行動態，TEE，心電図で観察し，必要なら再度開胸する。

東京慈恵会医科大学（当院）のICU移送

[*6] 第4章「凝固・輸液・輸血管理」33ページ参照

時のチェック項目を示す（表4）。当院では行っていないが，体外循環時間が短く出血量の少ない症例で，手術室内抜管を行っている施設もあるだろう。手術終了後2時間以内に自発呼吸として，抜管する管理をfast trackと呼ぶ。この2時間は止血を確認する時間であり，この時間帯に累積出血量が増加するなら（当院では200 mL/15 minを超えている場合），再開胸にて止血術をためらわない。

心臓手術の大まかな流れ，原則について説明した。細かい点については，各論を参照していただきたい。ほかの手術で心臓が止まったら一大事だが，心臓手術は心臓を止める手術であるし，人工心肺がついている。大船に乗ったつもりでやっていこう。心臓外科医は一癖も二癖もある人が多いが，信頼関係構築に成功すると他科の外科医とは違ったパートナーシップを楽しめるようになる。その高みを目指して，さあ，まず一歩！

表4　ICU移送時のチェック項目

患者の状態	体温：36℃以上 循環：安定していること 血糖値：100〜200 mg/dL ドレーンからの排液量：200 mL/hr以下
チューブ類	気管チューブの深さ（口角での深さ確認） カテーテル類の自然抜去がないか 胃管 ペースメーカワイヤー
モニター	観血的動脈圧，心電図，パルスオキシメータの機能確認 トランスデューサの位置確認 IABP，PCPSを伴う場合は各機器の電源，ガス残量を確認
移動の準備	鎮静（デクスメデトミジン，必要ならプロポフォール追加） 薬物投与（シリンジポンプ残量およびバッテリー残量） 換気（酸素ボンベ残量，Jackson-Rees回路の確認）
緊急時の準備	ボーラス投与昇圧薬 ボーラス投与降圧薬

（坪川　恒久）

文献

1. Uhlig C, Bluth T, Schwarz K, et al. Effects of volatile anesthetics on mortality and postoperative pulmonary and other complications in patients undergoing surgery : A systematic review and meta-analysis. Anesthesiology 2016；124：1230-45.

第 2 章

初めての経食道心エコー

心臓麻酔が面白くなる

経食道心エコー transesophageal echocardiography(TEE)は，心臓外科手術において必要不可欠な武器となった。現場にいる麻酔科医が現場で検査し，診断し，治療するという point-of-care ultrasound としての役割が TEE の真骨頂である。麻酔科医が TEE を適切に使うことで，正しい状況判断，正しい意思決定が可能となり，患者のアウトカムの向上に寄与できる。麻酔科医が TEE をやらない手はない。さあ，始めよう。

▌TEE を安全に使うために

プローブ操作は優しく！

麻酔導入・気管挿管後に TEE のプローブを挿入する。TEE プローブを挿入するタイミングは施設によって異なるが，筆者の施設では，気管挿管直後に挿入し，中心静脈カテーテルや肺動脈カテーテル留置を TEE でガイドする。

　プローブの前後屈・側屈のロックを解除した状態で，下顎を挙上し，声門上器具の挿入と同様に，硬口蓋に沿わせて患者の正中に合わせてゆっくりと愛護的に挿入する。介助者に下顎挙上してもらってもよい。抵抗がある場合には決して無理に進めてはいけない。うまく入らないときには何度も繰り返さず，喉頭鏡を使用して直視下に挿入

する。もちろん，はじめから喉頭鏡を使ってもよい。とにかく合併症がないように挿入することが重要である。

TEE は決して無侵襲ではない！

全身麻酔中の TEE による合併症の頻度は 1～3% という報告が多い[1]。TEE の合併症として，食道穿孔・損傷，不整脈・血行動態の変化，気道狭窄，左房内血栓遊離，大動脈解離・破裂，菌血症，咽頭痛，嚥下困難，反回神経麻痺が報告されており，頻度は少ないながらも重篤な合併症が起こり得る[1]。TEE で損傷する可能性がある部位は，プローブが通過する口腔や咽頭，喉頭，食道，胃であり，各々の部位で裂傷や穿孔・出血をきたす危険がある。

　全身麻酔下での TEE の使用は，①プローブを挿入している時間が長い，②患者からのフィードバックがない，③体外循環中に食道などの組織灌流が低下する，④心臓手術では抗凝固薬の影響のため小さな損傷でも大出血につながりやすい，といった特徴がある。

　全身麻酔中にプローブを動かす際には，前後屈や側屈のロックを解除し，プローブの抵抗を感じながら操作する。無理な前屈操作は食道や胃からの出血や組織傷害をきたすので注意する。特に小児症例では，プローブによる圧迫で気管狭窄，肺静脈や血

管の狭窄が起き得るので，挿入時の気道内圧や換気量の変化，バイタルサインの変化を観察する。またプローブ操作で気管チューブの事故抜管が起こらないように，気管チューブとプローブの位置関係や干渉には留意する。

TEEに夢中になりすぎない

TEEに夢中になって，バイタルサインや各種機器によるモニタリング，術野の観察をおろそかにしてはいけない。術中TEEが循環管理や手術の方針決定に大きな役割を果たし，手術の出来具合，患者のアウトカムを左右するという現実を考えれば，慎重になるのは当然である。しかし，刻一刻と変わる患者の状態，手術の状況をフォローできないほうが患者にとって大きな不利益となる。

術中TEEでは，診断の正確さと十分な情報量が求められるが，時間の制約があるため，スピードも重要である。情報の質・量とスピードを両立させることは容易ではない。術中TEEのコツは，麻酔管理・術中の意思決定に必要な情報を知り，あらかじめ観察するポイントを絞り込み，視覚的評価(eyeballing)や画像保存を活用することである(コメント1)。

術中TEEの三つの役割

心臓手術におけるTEEには，①心臓の特性を把握する，②病変の診断・治療の評価，③リスクマネージメント，という三つの大きな役割がある。

①心臓の特性を把握する

個々の患者の心臓の特性を把握しておくことは重要である。術前に身体所見や運動耐容能，経胸壁心エコー(TTE)検査，カテーテル検査，各種負荷検査などの結果を参考に，心臓の状態や機能を把握しているはずだが，全身麻酔による血管の拡張，輸液負荷，各種循環作動薬の投与により，術前とは心臓の特性が変わっている可能性がある。また，術前検査から時間が経過していれば病態が進行しているかもしれないし，外科的介入によって人工心肺の前後で心臓の特性が変わることもある。

TEEで基本的な心臓の特性を知ることは，それほど難しくない。左室と右室の大きさ，壁運動，左室の拡張能，中等度以上の弁狭窄，中等度以上の弁逆流ぐらいを評価できれば，大まかな心臓の特性は把握できる。こういった評価には11断面で十分である(図1)[2]。

②病変の診断・治療の評価

人工心肺が開始されるまでに麻酔科医がTEEで行うことは，①手術の標的病変の最終確認，②卵円孔開存(PFO)や心腔内血栓などの追加手術が必要な病変の検索，③左上大静脈遺残(PLSVC)，大動脈粥状硬化病変，大動脈弁逆流などの人工心肺の確立に影響する病変の検索，である。慣れれば要領よくできるようになる。

人工心肺からの離脱時は，外科治療の結果の確認と心機能の評価を行う。遺残逆流や異常逆流，外科治療や体外循環の合併症として新たに出現した病変がないかを確認する。

コメント1

画像保存

いろいろ計測しなければと思ってしまうが，視覚的評価でわかることも多いし，術前にわかっていることも多いので，その場ですべてを計測する必要はない。リアルタイム三次元TEEが使えるのなら，それなりに大きな画角で三次元の画像を保存しておけば，後から二次元画像を切り出すことができる。

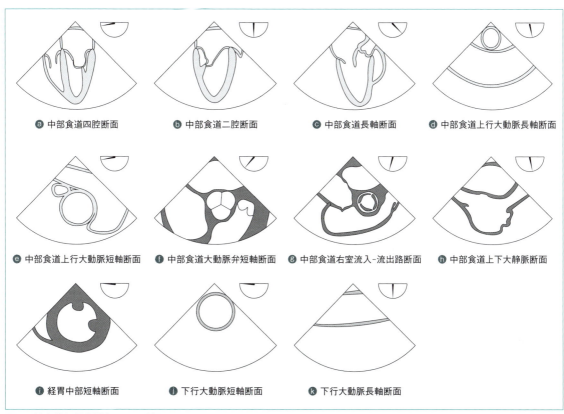

図1 基本的な経食道心エコー断面（文献2より）

③リスクマネージメント

心臓手術には多くの落とし穴がある。中心静脈カテーテルや肺動脈カテーテル，送血管や脱血管，順行性・逆行性冠灌流カテーテル，各種ベントなど，さまざまなカテーテルやカニューレが挿入され，そのすべてが致命的なトラブルの原因となり得る。TEEでカテーテルやガイドワイヤー，各種カニューレの位置確認が可能であり，留置のガイドもできる。人工心肺による体外循環が確立された後も心筋保護液投与やベント不良による左室拡大，遺残空気や胸腔内の液体貯留を確認する。

TEEのリスクマネージメントツールとしての役割は大きい。心臓外科手術ではチームのパフォーマンスが情報共有の良し悪しに依存することが知られている[3]。情報を視覚的に示すことで，心臓外科医や臨床工学技士をはじめとする手術チームでリスクや状況が共有されやすくなり，迅速で適切な対処が可能になる。

術中TEEの実際

ベースラインの評価

術中に所見があった場合に，それが術前からあったのか新たに出現したのかを判断するために，手術開始までにベースラインの評価を行っておく（コメント2）。ベースラインの評価は中部食道四腔断面（ⓐ），中部

> **コメント2**
>
> 僧帽弁形成術後に，術前にはなかった大動脈弁逆流が出現，なんてことが起こり得る。いつからあったのか？ 実は，僧帽弁輪形成のリングを縫着する際に大動脈弁の左冠尖を引っかけてしまっていた。

> **臨床メモ**
>
> 中でも中部食道四腔断面(ⓐ)は有用である。中部食道四腔断面で，左房，右房，左室，右室の四つの心腔の大きさのバランス，左室と右室の大きさや壁運動も概観できるし，左右の冠動脈の灌流領域の壁運動を捉えることができる。

食道二腔断面(ⓑ)，中部食道長軸断面(ⓒ)，そして経胃中部短軸断面(ⓘ)の4断面ぐらいで，左室，右室，大動脈弁，僧帽弁，三尖弁を概観し，とりあえずTEE装置のハードディスクに保存してしまう(臨床メモ)。どうしても病変に目がいくが，そこは抑えて，まずはひと通り観察するようにしよう。何をどの順番で観るかを決めてルーチンにすると見落としが少なくなる。

方針決定に影響する病変の検索
◎ 大動脈弁逆流
有意な大動脈弁逆流があると，大動脈の基部から順行性に注入した心筋保護液が左室内に逆流してしまい，冠動脈への流入量が減少するために，心筋保護効果が低下する。加えて，左室内に流入した心筋保護液によって左室内圧が上昇することで，心筋内への心筋保護液の灌流が悪くなるとともに，左室の拡大によって体外循環から離脱後の心機能低下につながる。

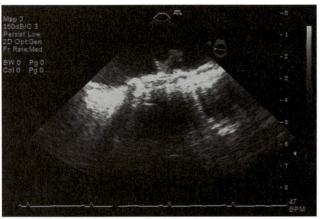

図2　可動性の大動脈粥状硬化病変

> **コメント3**
>
> 上行大動脈近位部，弓部大動脈の分枝部から下行大動脈はTEEで観察できるが，上行大動脈の遠位部と弓部大動脈の近位部はTEEでは見えないこともある(blind zone)。見えない場合にはTEEにこだわらずに，外科医によるepi-aortic エコーやepi-cardiac エコーの活用も考える。

◎ 大動脈粥状硬化病変
送血管の挿入部や大動脈遮断部位，送血管のジェットが当たる大動脈弓部に高度な大動脈粥状硬化病変があると，大動脈解離や塞栓症の原因となるかもしれない(図2)。術前のCTでは血管内の粥状硬化病変まではわからないことも多いので，TEEで検索する。病変の性状や部位によっては，送血管挿入部位や術式の変更が必要になることもある(コメント3)。

◎ 卵円孔開存(PFO)
卵円孔開存(PFO)は剖検例の約25%に合併し，TEEでも同様の頻度で認められる。術中に偶発的にみつかる機会も多い。術後の奇異性塞栓予防や左室補助人工心臓植込み後の右左シャントの予防のために，閉じなければならないこともある。また，拍動下冠動脈バイパス術での心臓脱転時にvolume loadingや三尖弁逆流の影響で右

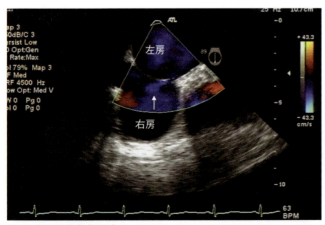

図3　卵円孔開存(PFO)
中部食道上下大静脈断面(ⓗ)における卵円孔開存による右左シャント血流(矢印)。

房圧が左房圧を上回ることで右左シャントが生じ，低酸素血症の原因となる可能性も報告されている[4]。PFO は中部食道四腔断面(ⓐ)や中部食道上下大静脈断面(ⓗ)で検索する。シャント血流の速度は遅いので，カラードプラーの速度スケールを下げて観察する(図3)。

◎ **左上大静脈遺残(PLSVC)**

左上大静脈遺残 persistent left superior vena cava(PLSVC)は健常人の 0.3〜0.5%に認められ，先天性心疾患患者には 2〜4%で認められる[5]。右心不全や肺高血圧症などの右房圧が上がる要因がないのに冠静脈洞の径が 10〜12 mm を超えている場合には，PLSVC を念頭におく[6]。PLSVCが存在する場合，中部食道四腔断面(ⓐ)からプローブを少し進めると，幅広い冠静脈洞が描出できる(図4 上)。ここからプローブを引き抜いてくると，左房の外側に短軸像として PLSVC が描出される(図4 下)。この管腔構造を追っていくと頭側に延びていくことがわかる。術前は見逃されていることもあるので，太い冠静脈洞を観たときは PLSVC の検索をしたほうがよい。PLSVC があると逆行性冠灌流が難しくなる。また，右房を開けて無血野を得るためには，PLSVC に脱血管を入れる必要があるかもしれない。

リスクマネージメント

◎ **送血管**

通常は上行大動脈の遠位部に挿入されることが多い。上行大動脈遠位部は気管内の空気で超音波が遮られてしまい，blind zoneになって見えない。上行大動脈の遠位部を観るためには，上行大動脈の長軸断面(ⓓ)を描出した状態でプローブを前屈させ，右肺動脈を音響窓として覗きあげる(図5)[7]。また弓部大動脈から送血管が見えることもある。

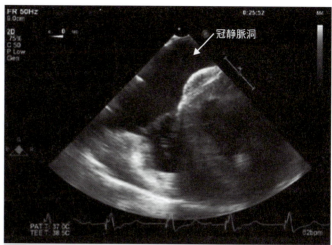
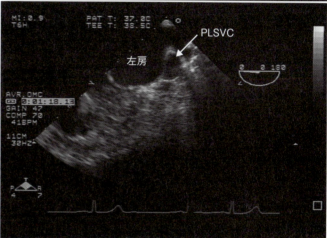

図4 左上大静脈遺残(PLSVC)
上：中部食道四腔断面(ⓐ)からプローブを少し進めると PLSVC によって太くなった冠静脈洞を描出できる。下：左房の外側に PLSVC が短軸像として描出されている。

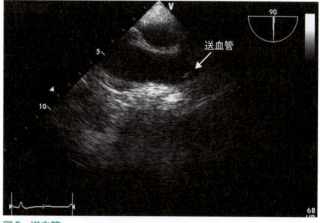

図5 送血管
中部食道上行大動脈長軸断面(ⓓ)で右肺動脈を音響窓にして送血管挿入部まで描出できることもある。矢印で示した構造物が送血管である。

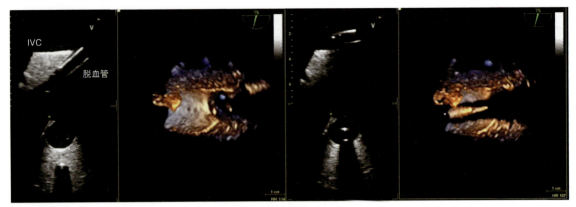

図6 脱血管
下大静脈(IVC)の脱血管が左図では肝静脈に迷入している。TEEでガイドして脱血管を下大静脈に入れ直した(右)。

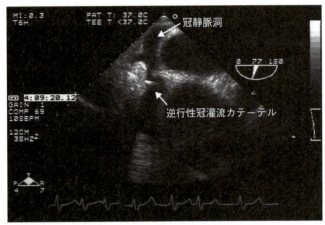

図7 逆行性冠灌流カテーテルの留置
中部食道上下大静脈断面(ⓗ)から少し進めると冠静脈洞が描出される。この画像を外科医と共有しながら逆行性冠灌流カテーテルを進める。人工心肺を開始している場合は脱血しすぎると見えなくなるので，適宜調整してもらう。

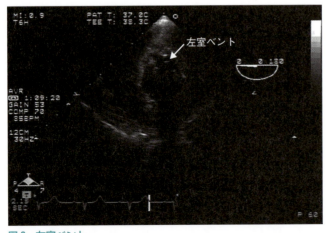

図8 左室ベント
左室に入っているかを確認するには経胃中部短軸断面(ⓘ)が有用である。左室ベントは音響陰影を伴う高輝度陰影として描出される。

◎ 脱血管

脱血管を適切な位置に挿入することは安全な体外循環の確立に必須である。特に問題になるのは，右房から二段脱血管や大静脈脱血管を下大静脈に挿入する際の肝静脈への迷入である。10%で肝静脈へ迷入すると報告されている[8]。下大静脈と肝静脈の合流部を描出して，下大静脈に脱血管が留置されていることを確認する。下大静脈は中部食道四腔断面(ⓐ)や中部食道上下大静脈断面(ⓗ)からプローブを進めて下大静脈を追っていく。走査面の角度が40〜60°くらいで下大静脈の長軸像が得られる(図6)。

◎ 逆行性冠灌流カテーテル

逆行性冠灌流カテーテルの挿入は，右房を切開して直視下で行う方法と，右房を切開せずにTEEガイド下で行う方法がある。逆行性冠灌流カテーテルの描出は，中部食道四腔断面(ⓐ)からプローブを進めて観察する方法と中部食道上下大静脈断面(ⓗ)からプローブを少し進めて観察する方法がある(図7)。

◎ 左室ベント

左室ベントは通常，右上肺静脈から左房ないし左室に挿入する。左室ベントの先端の位置は，中部食道四腔断面(ⓐ)，経胃中部

> **コメント4**
>
> ガイドワイヤーやカテーテル，カニューレの位置や深さを確認する際は，まず短軸像で確認するとよい。長軸像ではガイドワイヤーやカテーテルが走査面からずれていると描出されない。また，比較的太いカニューレでも先端が走査面から外れている場合やサイドローブなどのアーチファクトによって先端の位置を見誤る可能性がある。

短軸断面（❶）で確認する。経胃中部短軸断面（❶）で左室ベントの音響陰影が見えれば左室に入っている（図8）。左室ベントが左室内に見えない場合には，対側の左上肺静脈や左心耳に迷入していることがあるので確認する（**コメント4**）。

体外循環中も油断してはいけない

◎ 左室拡大

心停止中や心筋保護液投与中に，ときどき左室の大きさを確認し，左室拡大の有無を確認する。術前に大動脈弁逆流がなくても，大動脈遮断や順行性冠灌流カテーテルによって大動脈弁の形態構造が変わり，大動脈弁逆流が出現することがある。左室拡大を認めたら術者に伝えて，ベントの吸引速度を上げるなどの対処をしてもらう（図9）。

◎ 胸腔内の血液貯溜

胸腔が開放されていると，術野の出血が胸腔内に垂れ込んで，貯留することがある。人工心肺のリザーバーに血液が戻らないために貯血量が減少して，不要な輸血，無気肺による酸素化低下の原因となる。体外循環中にリザーバーの血液レベルが下がってしまいボリュームが足りないときには，両側の胸腔に血液がないか確認する。中部食道四腔断面（ⓐ）からプローブを反時計回り方向に回転すると左胸腔，時計回り方向に回転すると右胸腔が描出される（図10）。右胸腔はある程度の量の血液が貯留しない

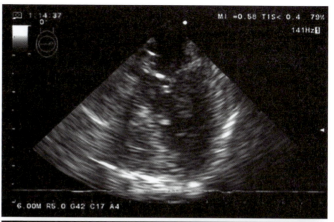
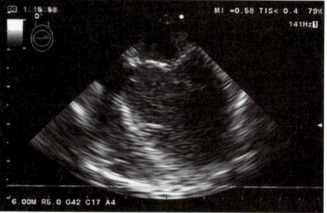

図9　順行性冠灌流中の左室拡大
心筋保護液注入直後（上）から時間がたつにつれて左室が拡大している（下は注入開始約1分後）。

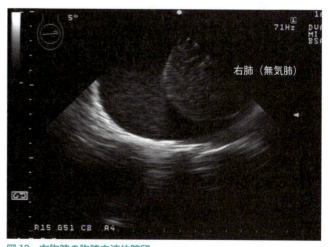

図10　右胸腔の胸腔内液体貯留
右胸腔の液体貯留と無気肺になった右肺を認める。

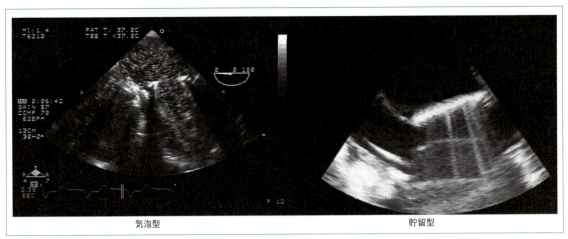

気泡型　　　　　　　　　　　　　　　　　　　貯留型

図11　心腔内の遺残空気

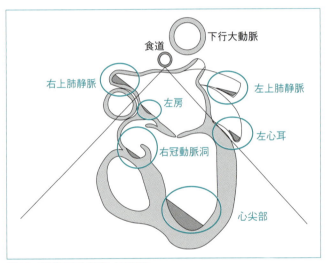

図12　遺残空気が貯留する部位
(渡橋和政．経食道心エコー法マニュアル改訂第2版．p.217, 2000．南江堂より許諾を得て改変し転載)

気泡型(bubble)と貯留型(pooled form)の二つの形態があり，血流にのってパラパラと移動する，気泡型と貯留型の形態を行き来する，といった特徴がある(図11)[9]。

空気の貯留部位は，右上肺静脈，左房，左室心尖部，三つの冠動脈洞のうち最も高い場所にある右冠動脈洞である(図12)[10]。左上肺静脈や左心耳，右室流出路や肺動脈にも貯留することがあるのでTEEで確認する。貯留型の空気による音響陰影の幅が1 cm以上ある場合は0.5 mL以上の空気が存在すると報告されており，合併症の予防のために貯留型の空気を除去する必要がある[11]。

TEEで遺残空気の部位を同定し，貯留している部位に合わせた方法で空気を除去する。肺の加圧，体をゆする，体位変換，ベントや切開部からの除去，穿刺による吸引除去といった方法を組み合わせて，TEEでガイドしながら遺残空気を除去していく。また，遺残空気による合併症を防ぐためには，術中に心腔内に入る空気の絶対量を減らせればよい。遺残空気を減らすための一つの試みとして，人工心肺中に肺を十分に虚脱させることで肺静脈への空気侵入を防ぎ，遺残空気の量や空気除去にかかる時間を短縮できたという報告がある[12]。

と見えないことが多い。

体外循環離脱時に確認すること

◎ 遺残空気

心臓大血管手術では，心腔内や血管内に空気が遺残しやすい。遺残空気が大動脈に駆出されて冠動脈や脳血管に入りこみ空気塞栓症を起こすと，予期しない心機能低下，脳梗塞や術後の痙攣といった中枢神経合併症をきたすことがある。

空気は超音波を反射するために高輝度に描出される。TEEで描出される空気には

◎ 外科治療の評価
体外循環の流量を下げて終了する前か終了直後に，術式に応じて弁形成術なら遺残逆流，弁置換術なら弁葉の可動状況，弁周囲逆流などの異常逆流，外科治療や体外循環に伴う合併症の有無を確認する。

◎ 心機能の評価
体外循環の影響で心臓の特性も変わっているかもしれないので，左室機能や右室機能，弁機能などもあわせて評価し，その後の循環管理の参考にする。

TEEマイスターへの道
観の目つよく，見の目よはく
「観の目つよく，見の目よはく」という宮本武蔵の言葉がある（五輪書 水之巻より）。「観の目」とは敵の本質を見極める目，「見の目」とは敵の表面的な動きを追いかける目のことであるという[13]。TEEが「観の目」になるのか「見の目」になるのかは，プローブを握る検者次第である。

　TEEから得られる情報の質と量は検者の技量に依存する。TEEはほかのモニターと異なり，自動的に情報を取得できないので，検者が適切なタイミングで「何を観るか」を考えてプローブを動かし，情報を得なければならない。情報の質が悪く量も不足していれば，術中管理や手術を誤った方向に導いてしまう可能性もある。TEEを「観の目」とし，病態の本質を見極めて病態に合った治療や介入を行うためには，剣豪のごとく日々の鍛錬が必要である。

所見をつけよう
「観の目」を鍛えるには，所見をつけることである。診断を形にしておく利点は多い。第一に，所見をつけることで，診断の根拠が明確になる。第二に，後で振り返ることができるし，症例報告のネタ探しに役立つ。第三に，所見をつけるために計測することで，視覚的評価（eyeballing）のトレーニングになる。そして第四に，担当した患者が再手術になったり，ICUでTTEやTEEを受けたりする場合に，病変や病態の変化の把握が容易になり，患者に合った介入が可能となる。どのような書式でも，簡単なものでもよいので所見を残そう。

循環生理や病態生理，術式を理解しよう
画像を取得し，画像を解釈し，そして意思決定を行うというのが術中TEEの基本的な流れである。画像取得や画像解釈は，臨床検査技師や循環器内科医に任せられるかもしれない。しかし最後の意思決定は，術中の病態生理や血行動態管理，体外循環や術式を理解している麻酔科医がその任にふさわしい。この意思決定ができる麻酔科医になるには，TEEの知識だけでなく，循環管理や薬物動態，病態生理など心臓麻酔の基本的な知識と疾患・病態の治療法や術式の理解が必要である。

TEEがすべてではない
TEEの美しく精細な画像を前にすると"TEEで何でもわかる"と思ってしまうかもしれない。しかしTEEで必ずしも「すべて」がわかるわけではない。TEEを術中の意思決定に活かすには，TEEでわかること，わからないこと，TEEが得意なこと，不得意なことを理解しておく必要がある。ほかのモニターや診断デバイスから得られた情報のほうが病態をつかむのに有用なことも珍しくない（例えば，輸液反応性や酸素需給バランスなど）。TEEから得られた情報だけですべてを判断する必要はないし，してはいけない。ほかのモニターや診断方法と組み合わせて病態を解釈し，意思決定を行っていくことが大切である。

（清野 雄介）

文献
1. Hilberath JN, Oakes DA, Shernan SK, et al. Safety

of transesophageal echocardiography. J Am Soc Echocardiogr 2010 ; 23 : 1115-27 ; quiz 1220-1.
2. Reeves ST, Finley AC, Skubas NJ, et al. Basic perioperative transesophageal echocardiography examination : a consensus statement of the American Society of Echocardiography and the Society of Cardiovascular Anesthesiologists. J Am Soc Echocardiogr 2013 ; 26 : 443-56.
3. Wahr JA, Prager RL, Abernathy JH, et al. Patient safety in the cardiac operating room: human factors and teamwork: a scientific statement from the American Heart Association. Circulation 2013 ; 128 : 1139-69.
4. Akhter M, Lajos TZ. Pitfalls of undetected patent foramen ovale in off-pump cases. Ann Thorac Surg 1999 ; 67 : 546-8.
5. Shahian DM. Retrograde coronary sinus cardioplegia in the presence of persistent left superior vena cava. Ann Thorac Surg 1992 ; 54 : 1214-5.
6. Lentini S, Recupero A. Recognition of persistent left superior vena cava in non-congenital patients undergoing cardiac surgery. Perfusion 2011 ; 26 : 347-50.
7. 渡橋和政．大動脈と上・下大静脈．In：経食道心エコー法マニュアル．改訂第4版．東京：南江堂, 2012 ; 103-28.
8. Kirkeby-Garstad I, Tromsdal A, Sellevold OF, et al. Guiding surgical cannulation of the inferior vena cava with transesophageal echocardiography. Anesth Analg 2003 ; 96 : 1288-93, table of contents.
9. Orihashi K, Matsuura Y, Sueda T, et al. Pooled air in open heart operations examined by transesophageal echocardiography. Ann Thorac Surg 1996 ; 61 : 1377-80.
10. 渡橋和政．心内遺残空気．In：経食道心エコー法マニュアル．改訂第2版．東京：南江堂, 2000 ; 217.
11. Orihashi K, Matsuura Y. Quantitative echocardiographic analysis of retained intracardiac air in pooled form : an experimental study. J Am Soc Echocardiogr 1996 ; 9 : 567-72.
12. Landenhed M, Cunha-Goncalves D, Al-Rashidi F, et al. Pulmonary collapse alone provides effective de-airing in cardiac surgery : a prospective randomized study. Perfusion 2016 ; 31 : 320-6.
13. 長尾 剛．新釈「五輪書」―宮本武蔵の哲学を読む．東京：PHP研究所, 2002.

第3章

人工心肺装置の仕組み

おどろおどろしく見えて
実は，一つ一つの構造はシンプル

1953年に米国のGibbonが20年間かけて開発した人工心肺装置により，初めて体外循環を利用した心臓手術（心房中隔欠損症）に成功した。日本では，1956年に曲直部（大阪大学），榊原（東京女子医科大学），井上（慶應義塾大学）らが体外循環下の心臓手術に成功した。以後，人工心肺装置の研究開発が行われ，60年を経た現在，安定した低リスクの体外循環が可能となった。

人工心肺 cardiopulmonary bypass（CPB）の基本的役割は，心臓に還流する血液を体外へ導出し，人工肺で酸素化して，送血ポンプで全身に送り循環させることである。こうすることで，心臓を開けた際の無血野が得られる。まず脱血から血液の流れに沿って，CPB回路の構造を概説する（図1）[1]。

脱血ルート

脱血管

まず，患者の血液を体外へ導出するためには脱血管を挿入する必要がある（注意：実際の手術では送血管から挿入するが，ここはCPBの"流れ"に従って脱血から開始する）。開胸下に挿入する方法としては，右房脱血（1本脱血）と上下大静脈脱血（2本脱血）の二つの方法がある。そのほかに，大腿静脈や内頸静脈など，胸郭外から挿入する方法がある。カニューレの内径[*1]や長さと先端の形状によって流量特性は決まる。内径が細い場合は十分な流量が得られないし，太すぎる場合にも側孔が血管壁に密着してしまい，やはり流量を得にくくなるため，適切なサイズ[*2]を使用する必要がある。

脱血方法

血液を静脈貯血槽（リザーバー）へ導く脱血方法には，落差脱血法と強制脱血法がある。特別な装置類を必要としない落差脱血法が一般的だが，脱血管の先当たりなどで十分な脱血量が確保されないこともある。その場合に，強制脱血法が使用される。これには吸引脱血法とポンプ脱血法がある。

◎ 落差脱血法

術野とリザーバーの間に高低差を設け，その落差圧（サイフォンの原理）で脱血する。脱血量は，ベッドの高さで調節する。さらに，中心静脈圧（血管内容量と静脈張力），脱血管やチューブの抵抗（長さ，内径，機械的閉塞，カニューレの位置異常）などにも脱血量は影響される。脱血回路に空気が入るとエアーブロックを生じ，脱血が困難になる。脱血量の調整のためにベッドの高さを変えることになるため，近年増えてい

*1 外径表示が同じでも内径が違うものがあるので注意。

*2 適切なサイズは流量によって決まり，患者の体格や脱血方法によって異なる。

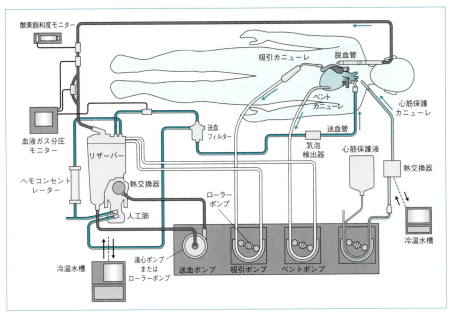

図1　人工心肺回路の基本構造〔日本人工臓器学会．人工肺．(www.jsao.org/public/2.html)より〕

る拡大鏡を使用する術者は嫌がることが多い。

◎ 吸引脱血法

リザーバー内を陰圧に保持し，この吸引力で落差脱血法の補助とする方法である。細いカニューレでも脱血が可能となり，エアーブロックが起こりにくい。

◎ ポンプ脱血法

脱血用にローラーポンプを1台割り当てる方法。陰圧が強くなるため，あまり用いられていない。

リザーバー

脱血された血液を一時的にためる容器のことで，ここで循環血液量の調節を行う。脱血量と送血量の変動に対する緩衝としての役割も果たす。さらに，輸液や輸血を注入すれば急速に循環血液量を増加でき，薬物投与経路とすることもできる。心腔内や心囊内の術野から吸引された血液も，このリザーバーに合流するが，この血液は血栓，凝血塊，組織片，気泡を含むため，濾過機能と消泡機能をもったフィルターを通している。

開放型と閉鎖型

ポリカーボネート製の硬いリザーバーは，落差脱血時は大気に開放されているため，これを用いるとCPB回路は開放型となる（吸引脱血時には閉鎖して陰圧にするが）。ポリ塩化ビニル製の柔らかいソフトリザーバーは密閉されており，これを用いるとCPB回路は閉鎖型となる。開心術のCPBでは開放型回路がほとんどを占めている。

開放型では，基本的に脱血量のコントロールと送血量のコントロールが独立していて，その流量の差により，リザーバー内の血液量を増減させる。一方，閉鎖型では送血量がそのまま脱血量となり，リザーバー内の血液量の変動が少なくなるという利点があるが，急に血液量が減少したときや，空気の混入時に対処が必要となる。

送血ポンプ

左室の機能を代行し，全身に血液を灌流させる。CPB回路に使用される送血ポンプには，ローラーポンプと遠心ポンプの2種類がある。CPB回路には送血ポンプ以外にも数台のポンプが設置されているが，送血ポンプ以外はすべてローラーポンプである。

ローラーポンプ

ポリ塩化ビニルなどでできたチューブ(弾性管)をローラーがしごいて，一方向へ送血する。現在のCPB用ローラーポンプは180°離れた二つのローラーを有し，どちらかが必ずポンプチューブを圧閉しているため，弁機構がなくても逆流しない。

　ローラーポンプにチューブを組み込む際は，圧閉度(ローラーがチューブを圧迫閉鎖する程度)を適切に調整する必要がある。圧閉が緩いと，下流の圧がポンプによる圧を超えた場合に逆流し，前方への流量が減少する。圧閉が強すぎると，血球成分の破壊による溶血や血小板の活性化，スパレーション(チューブが過度に摩耗して微粒子を放出)が生じる。ローラーポンプは術野の血液吸引やベント，心筋保護液供給回路でも使用される。

遠心ポンプ

ポンプ内部の回転子を毎分数千回転の速度で回転させ，その遠心力で血液を駆出する。ただし，流量は脱血量と回転数，送血側の抵抗で決定される。低回転やポンプ停止時に，患者の血管内圧がポンプ流出圧より高くなると逆流が生じる。低流量・低回転では安定した血液の駆出が難しく，正確な流量調節が困難となる。遠心ポンプでは，回路内に50mL以上の空気が入ると，ポンプの充填が損なわれ送血が停止するため，大量に空気を送り込んでしまう空気塞栓のリスクは低いが，微細気泡は通過し送り出してしまうことに注意する。

熱交換器

CPB中の患者の血液温を調節する装置である。熱交換器を通る灌流水の温度は，外部の冷温水槽でコントロールされている。液体の酸素溶解度は温度が上がると低下するので，酸素を飽和させてから血液を加温すると，溶存酸素が気化して気泡が発生してしまう。つまり，先に設定温度にしてから酸素化しなければならず，熱交換器は人工肺の前におく(人工肺と一体となっている)。

膜型人工肺

脱血した血液の酸素化と二酸化炭素の除去を行う。人工肺は，フィルム型人工肺(板に血液を薄く伸ばし，ここに直接酸素ガスを吹き込む)，気泡型人工肺(血液槽に直接ガスを吹き込む)，と変遷し，現在CPBに使用されるのは膜型人工肺のみである。

　血液の酸素飽和度は人工肺に吹き込むガスの酸素濃度で，二酸化炭素分圧はガスの流量で調節する。

　膜型人工肺は透析の濾過器のような構造である。血液相とガス相が薄い膜で隔絶され，この膜を通してガス交換がなされる。膜型人工肺の構造には，コイル型，積層型，中空糸型がある。現在広く用いられているものは，内腔が200〜400μmの中空糸のポリプロピレンガス交換膜を数千本束ねた中空糸型である(図2)[2]。初期には内部灌流型(中空糸の中を血液，外をガス)であったが，血液による閉塞の問題が大きく，外部灌流型(中空糸の中をガス，外を血液)に変更され，圧損失の軽減，ガス交換能の向上，小型化が可能となった。

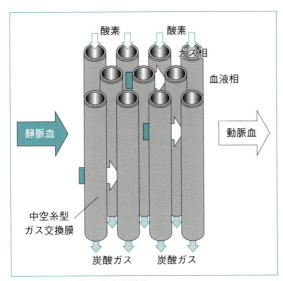

図2 膜型人工肺の中空糸構造(文献2より)

は気管の影となり観察できないため，術野で直接エコーをあてることで血管の性状を把握する(epi-aortic エコー)。大動脈手術では，腋窩動脈や大腿動脈が選択されることもある。

送血流量も脱血流量と同様に，カニューレの内径と長さに影響される。送血管は生体の上行大動脈より細いため，送血管内での血流速度は速くなる。また，送血管から血管内に戻された血液は周囲の血液に対して乱流となるため，キャビテーション(微小気泡)を生じ，溶血させることがある。したがって，できるだけ内径の大きな送血管を挿入して流速を遅くする必要がある。

> **メモ 1**
>
> **人工肺・CPB 回路のコーティング**
>
> 血液が人工材料に接触すると，凝固・線溶系，白血球，血小板，補体などが活性化される。これらの問題を解決するために，表面にヘパリンコーティング，高分子ポリマーコーティングなどが施されている回路を使用している。現在，CPB 回路はヘパリンコーティングから高分子ポリマーコーティングへと切り替えが進みつつある。

送血ルート

送血フィルター

リザーバーのフィルターに加えて，患者へ送血される送血カニューレの手前にもフィルターが設置されている。CPB 回路内の微小気泡や凝血塊，冷却中に生じる脂肪凝集塊を取り除くためである。最近は送血フィルター内蔵型の人工肺もみられる。

送血管

人工肺によって酸素化された血液を，患者の動脈系へ戻す。送血管は上行大動脈に挿入することが多いが，上行大動脈の動脈硬化性病変の性状を確認する必要がある。上行大動脈遠位部は経食道心エコー(TEE)で

付属回路

吸引回路

全身をヘパリン化した後の術野での出血は，人工心肺に別途準備された吸引回路を用いて回収し，フィルターを通した後に貯血槽に合流させる。もう一つの出血回収用の回路として Cell Saver®があり，こちらは回収した血液を洗浄して，濃縮した後に返血するシステムである。ヘパリン化前の血液，プロタミン拮抗後の血液，洗浄して希釈した血液は Cell Saver で回収する。Cell Saver で洗浄された血液は，赤血球のみで蛋白成分，血小板をまったく含んでいない。そのため Cell Saver で回収した血液を返血するとヘモグロビン(Hb)値と凝固能が解離する原因となる。また，洗浄には生理食塩液を用いるのでカリウム値は低い。「回収血は凝固能を下げるから」と敬遠する術者も多いが，透析患者の手術の際には利点となる。

ベント回路

大動脈遮断中は，心腔内は無血になるはずであるが，実際には気管支動脈からの血流や側副血行路からの血流，大動脈弁逆流などにより，心臓に還流する血液が存在する。

これらの血液が心臓に充満し，心筋の過伸展が生じると心筋内のエネルギーが消費されてしまう。これを防ぐために左室内の血液を吸引して左室を減圧するのがベント回路である。右上肺静脈から左房→僧帽弁→左室へ挿入することが多い。肺静脈に迷入すると効果がないため，TEE にて誘導する。大動脈弁閉鎖不全症の場合には，送血管で送られた血液が左室に流れ込んでしまうため，ベント回路により脱血して左室を空虚にすることが必須となる。

心筋保護回路

心筋保護液（後述）を注入するためのポンプおよび回路。心筋保護液には冷却心筋保護液（高カリウム，冷却により心筋を静止させるためのもの），常温心筋保護液（酸素化した血液，ブドウ糖を含むもの）があり，さらに高カリウムをウオッシュアウトするために血液そのものを流すこともあるので，心筋保護液のバッグと血液混合回路，温度を調節する熱交換器が備えられている。冠動脈に空気や凝血塊を注入することのないように，フィルターやセンサーがつけられている。

限外濾過回路（除水回路）

CPB 中に余剰水分を排出し，適正な血液濃度を保つための装置。通常，圧が高い送血ルートにあるポートもしくは接続部から限外濾過装置へ流入させ，圧の低い脱血ルートかリザーバーにドレナージする。CPB のプライミングや心筋保護液など，CPB を稼動させることで水分は過剰な状態となっているので，離脱時には水分を除去して，血液を濃縮していく必要がある。しかし，水分除去による急激なヘマトクリット値の上昇は血液粘性抵抗を急激に上昇させるため，注意する。また，高カリウムの補正などにも有用である。

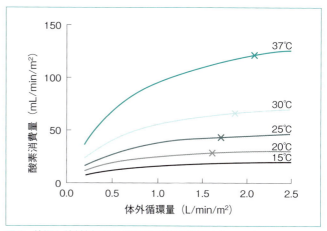

図3　体温と体外循環量と酸素消費量の関係（文献3より）

> **臨床メモ**
>
> **低体温時の酸塩基平衡管理**
>
> 低体温にすると血液に溶解する CO_2 量が増加して，$PaCO_2$ が低下し pH が上昇する。低体温 CPB 中の酸塩基平衡管理には，温度補正を行わない α-stat 法と，温度補正を行う pH-stat 法がある。α-stat 法は細胞内外の pH 較差が維持される点で生理的である。pH-stat 法で管理すると，低体温にするのに伴い CO_2 を負荷することになる。そのため，脳血流が増加し脳血流の自動調節能が失われ，塞栓子が脳に運ばれるリスクが増大する。一方で，塞栓症のリスクが低く低灌流が問題となる新生児や乳児では，pH-stat 法での管理が有用という報告がある[6]。

低体温と血液希釈

体温の低下とともに全身の酸素消費量は低下し（図3）[3]，体温が 10℃ 低下すると全身の酸素消費量は約 50％ 減少する。CPB 中に低体温にする目的は，全身の酸素消費量を低下させることである。低体温による酸素消費の抑制により，各臓器を低酸素状態にさせることなく CPB の灌流量を低下させることが可能となる。

しかし，低体温にすると血液粘稠度が増し，末梢血管抵抗が上昇し，溶血のリスクが高まる。そのため，CPB 中は血液希釈を行う。血液希釈による酸素運搬能の低下は，灌流量の維持と酸素消費量の低下で十

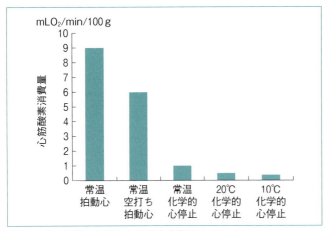

図4 心臓の状態，温度と心筋酸素消費量(文献7より)

表1 晶質液心筋保護液の組成

	Bretschneider 液 (細胞内液型)	St. Thomas 液 No.2 (細胞外液型)
Na^+ (mEq/L)	12	120
K^+ (mEq/L)	10	16
Ca^{2+} (mEq/L)	0	2.4
Mg^{2+} (mEq/L)	4	32
HCO_3^- (mEq/L)	0	10
Cl^- (mEq/L)	33	160
その他	プロカイン マンニトール	—

CPB 開始前からヘマトクリット値が下限(約20%)を下回る場合は赤血球液を加えて維持する。血漿蛋白による膠質浸透圧の低下に対し，アルブミン製剤や膠質液を使用することもある。心筋浮腫予防や浸透圧利尿を得るためのマンニトールや，炎症反応の活性化を予防・減弱させるためのステロイドを加える施設もある。

心筋保護法

CPB 中は，大動脈遮断により冠動脈血流は遮断されて心筋には酸素が供給されなくなる。低酸素による心筋傷害を最小限にするために，心筋保護を実施する。心筋酸素消費量は，心停止(統一的な拍動がなくなること。心室細動も心停止に含まれる)により 1/10 となり，低温になるに従ってさらに減少する(図4)[7]。効果的に心筋保護をするためには，迅速な心停止(ATP 消費を最小限にし)，適切な心筋温維持(代謝抑制による ATP 温存)，が求められる。具体的には以下に示す，適切な電解質組成とpH の心筋保護液で確実に心筋灌流すること，保護因子の添加による心筋保護効果の増強，などが必要である。

心筋保護液の種類と組成

◎ 晶質液心筋保護液

晶質液心筋保護液 crystalloid cardioplegia(CCP)は，低 Na^+ の細胞内液型と，高 Na^+ の細胞外液型に分けられる(表1)。現在は細胞外液型が多く使用されている。心停止を得るために必要な K^+ 濃度は 8～30 mEq/L である。CCP はヘモグロビンを含まないため，酸素を供給することはできず，低温にして代謝を抑制する必要がある。

◎ 血液心筋保護液

血液心筋保護液 blood cardioplegia(BCP)には，CPB 中の酸素化血を混合する。酸素運搬能を有するため酸素供給が可能とな

分補える。ただし，CPB 中の低ヘマトクリット値(22～23%以下)は，術後死亡率と腎障害，脳血管障害と関連する[4]。過度な血液希釈で細胞レベルの酸素供給が障害されると輸血でも改善されず，虚血性臓器障害を悪化させるという報告もある[5]。

また，低体温にすると血小板機能，凝固活性がともに低下するため，出血のコントロールは難しくなる。

CPB のプライミング

CPB 回路を液体で満たし，すべての空気を除去する。通常，成人の充填量は 1,000～1,300 mL である。血液を含まない細胞外液を用いるので，血液が希釈されるため，できるだけ充填量を減らすことが望ましい。

る。ほかに，血液希釈の予防，心筋浮腫の予防，強力な緩衝作用，強力な活性酸素消去作用などの利点を有する。BCPにはヘモグロビンが含まれているため，CCPより酸素運搬能は高く，常温でも心筋保護が可能である。冷却するとヘモグロビン酸素解離曲線の左方移動により組織での酸素供給の減少が生じる。ただし，BCPであっても低温により粘性が亢進する場合には血液希釈を高める必要がある。CCPによる管理を行っている場合にも，心拍再開へ向けて心筋へのエネルギー供給と虚血再灌流障害を軽減するために，大動脈遮断解除前に37℃に加温したBCPを注入するterminal warm BCP[*3]を併用する場合がある。

確実な心筋灌流

心筋保護液を心臓全体に均一に注入し，設定温度に保つことが心筋保護には重要である。

　順行性投与(大動脈基部に挿入したカニューレから注入)の場合，肥大心は冠血管抵抗が大きくなり高い注入圧が必要で，心筋保護液の注入量も多く必要になる。また，冠動脈に狭窄がある場合は十分に灌流されないことも考えられる。一方，逆行性投与(冠静脈洞に挿入したカニューレから注入)の場合，小・中心静脈(右心系の静脈)がカテーテルにより閉塞されてしまうため，右心系の保護が不十分なことがあるので，心拍が停止したら順行性または選択的(大動脈弁手術で，大動脈側を切開した後に直接それぞれの冠動脈にカニューレを挿入して心筋保護液を注入すること)に投与して，確実に心臓全体へ心筋保護液を灌流させる(このような心筋保護液の心筋への分布の様子はTEEにて観察することができる)。

　心停止が確立した後も，心筋には心外膜を介した側副血行路が存在し，投与された心筋保護液が流れ出たり心筋温が上昇したりするため，一定間隔で心筋保護液を追加

> **メモ2**
>
> **カルシウムパラドックス(再灌流障害)**
>
> Ca^{2+}を含まないCCPでは，細胞膜を介したCa^{2+}流入がないため心停止を生じる。しかしCa^{2+}を含む液で再灌流すると，心筋内のCa^{2+}濃度が上昇し(細胞外からの流入＋筋小胞体から細胞質への放出)，細胞質のCa^{2+}濃度が上昇する。このCa^{2+}は，やがてミトコンドリア内に流入してミトコンドリアを破壊し，細胞死に至らしむ。これをカルシウムパラドックスと呼んでいる[8]。再灌流障害を予防するためにMg^{2+}，クエン酸，カルシウム拮抗薬などが用いられる。血液心筋保護液(BCP)も有用と考えられている。

し，安定した心停止下の細胞環境を維持する必要がある。

非常事態

脱血不良

脱血不良の原因には，脱血管の屈曲・圧迫，脱血管の脱落，カニューレの先当たり，エアーブロック，血液量の不足がある。

　まず，脱血ラインの確認を行う。脱血管挿入時には，肝静脈に迷入したり，Eustachian弁やChiariネットワークにぶつかって下大静脈に進まないことなどがあるため，TEEで評価する。カニューレが下大静脈内であっても深すぎると肝静脈からの脱血が不良となるため，適切な位置に誘導する[*4]。

　血管内容量不足で脱血不良となる場合もある。そのときは，中心静脈圧(CVP)で，血液の不足かルートの問題かを評価する。CVPが低く血液が足りないと判断した場合は，輸液または輸血を行う。大量に輸液が必要であれば，失血の可能性も考え，その原因となる出血部位を特定する。また，吸引脱血法の際にリザーバーが陽圧になると脱血が困難となる。リザーバーのポート開閉や陰圧が維持されているかを確認する。

血栓形成

CPB中はヘパリンによる抗凝固療法を

*3 第1章「まずは全体像を捉えよう」8ページ参照。

*4 第2章「初めての経食道心エコー」13ページ参照。

行っているが，ヘパリン化が不十分だと回路内の凝固が生じ，血栓が形成される．術前にアンチトロンビン(AT)をチェックしておき，必要なら投与する．CPB 回路内で形成された血栓を動脈に送り込むと，全身性の塞栓症を引き起こす重大な事故となる．CPB 中も少なくとも 30 分〜1 時間おきに活性凝固時間(ACT)の確認を行い，確実なヘパリン投与を行う．

脱血フィルターで血栓・凝血塊を認めたら，直ちにヘパリンを追加し，ACT をチェックする．冷却に伴い回路内圧の上昇や凝集がみられたら，寒冷凝集素症が疑われるため，いったん冷却を止める．

リザーバーは血液が停滞するので凝集しやすく，術野吸引からは，血管外組織と接触して組織因子により凝固系が活性化された血液が戻るため，血栓が生じやすい．リザーバー内で血液が凝固した場合，脱血ルート，吸引回路，ベント回路が使用できなくなることがある．まずリザーバーにヘパリンを投与し，回路の交換も考慮する．

送血フィルターより患者側の血栓は動脈内に送り込むことになり，最も重篤な転帰となる．血栓が発生した場合は，術者に報告してヘパリンの追加を行う．回路が閉塞した場合は，直ちに循環を停止し，人工肺やフィルターを交換しなくてはならない．

CPB 終了後の回路内血液凝固は，プロタミン投与後の出血吸引によるものであるが，CPB 再開が困難となる．プロタミンの投与を開始したら，心腔内吸引を中止することが重要となる．

(坪川 恒久)

文　献

1. 中塚大介，田端 実．心臓外科の基本：体外循環，心筋保護，低体温循環停止と能保護．Intensivist 2015；7：687-700.
2. 安達秀雄，百瀬直樹．人工心肺ハンドブック．東京：中外医学社，2004：65．百瀬直樹著 図3-19．
3. Kouchoukos NT, Blackstone EH, Hanley FL, et al. Kirklin/Barratt-Boyes Cardiac Surgery. 4th ed. Philadelphia：Saunders, 2013.
4. Murphy GS, Hessel EA, Groom RC. Optimal perfusion during cardiopulmonary bypass：an evidence-based approach. Anesth Analg 2009；108：1394-417.
5. Habib RH, Zacharias A, Schwann TA, et al. Role of hemodilutional anemia and transfusion during cardiopulmonary bypass in renal injury after coronary revascularization：implications on operative outcomes. Crit Care Med 2005；33：1749-56.
6. Sakamoto T, Kurosawa H, Shinoka T, et al. The influence of pH strategy on cerebral and collateral circulation during hypothermic cardiopulmonary bypass in cyanotic patients with heart disease：results of a randomized trial and real-rime monitoring. J Thorac Cardiovasc Surg 2004；127：12-9.
7. 阿部稔雄．心筋保護法の問題点とその対策．綜合臨 1991；43：2717.
8. Jynge P, Hearse DJ, Braimbrige MV. Myocardial protection during ischemic arrest. A possible hazard with carcium-free cardioplegic infusates. J Thorac Cardiovasc Surg 1977；73：848-55.

第4章

凝固・輸液・輸血管理

心臓麻酔で必要な人工心肺中の血液管理

心臓外科手術の特徴の一つは人工心肺 cardiopulmonary bypass(CPB)を使用することである。CPB中は回路の中を血液が還流するため，異物と血液の接触によって凝固系が活性化し，回路内で血液が凝固してしまう。そこで，抗凝固薬の投与が必要となる一方で，CPB離脱後はすみやかな止血のために抗凝固薬の拮抗が必要となる。また，CPB中は血液希釈や凝固因子の消費などによって患者の血液凝固・線溶系は大きく変化する。

本稿では「いざ，人工心肺！」の前に必要な血液管理について概説する。

人工心肺と抗凝固

CPB使用時は生体外異物と患者血液の接触による内因系凝固の活性化を惹起し，回路内で凝血を生じるため，抗凝固が必須となる。CPB時に使用する抗凝固薬に求められる条件として，①調節性がよい，②CPB離脱後はすみやかに失活する，または拮抗可能である，③抗凝固作用のモニタリングが可能である，④副作用が少ない，⑤（拮抗薬も含め）高価でない，などが挙げられる。これら条件を満たすものとして現在は，ヘパリンが最も一般的に用いられる。特殊な条件下では，直接トロンビン阻害薬であるアルガトロバンやセリンプロテアーゼ阻害薬であるナファモスタットメシル酸などが用いられることもある。

ヘパリン

ヘパリンといっても1種類ではない。ヘパリンは，ペンタサッカライド構造をもつ高硫酸化グリコサミノグリカンの総称であり，分子量が不均一な未分画ヘパリン（平均分子量は約15,000）と未分画ヘパリンを分解した低分子ヘパリン（平均分子量は4,000～6,000）がある。ヘパリンは直接的に凝固因子を阻害する物質ではなく，血中のアンチトロンビン(AT)に結合し，ATの抗トロンビン作用と抗活性化第X因子(Xa)作用を1,000倍以上に増幅することで抗凝固作用を発揮する[1]。通常，CPB使用時には調節性のよい未分画ヘパリンを使用する。CPBでの初期投与量は300～400単位/kgが一般的で，投与後1分程度で抗凝固作用が得られる（メモ1）。

メモ1

ヘパリンの投与経路

ヘパリンの投与は中心静脈から行うべきである。心臓手術では，術中に末梢静脈路の様子を確認できないことが多く，緊急時はACTを確認する間もなくCPBに移行することもあるので，確実な投与経路として中心静脈が望ましい。

表1 ACTを延長させる要因

凝固因子異常
内因系/共通系凝固因子の低下・欠損症(XII, XI, X, IX, VIII, V, トロンビン, フィブリノゲン)
プレカリクレイン, キニノーゲン低下症

抗リン脂質抗体症候群
抗リン脂質抗体による見かけ上の延長

播種性血管内凝固
凝固因子活性の消費性低下

肝不全
ビタミンK依存性凝固因子の産生低下

薬剤性
未分画ヘパリン, セリンプロテアーゼ阻害薬(アプロチニン, ナファモスタットなど), 直接トロンビン阻害薬(アルガトロバン, ダビガトランなど), ワルファリン, プロタミン

血液希釈(輸液や赤血球製剤などの投与)
凝固因子活性の希釈性低下

機器の誤操作, 作動異常

血小板数低下*
30,000〜50,000/μL以下

低体温(低温度の検体)*

*APTTには影響しない

モニタリング

CPB中の抗凝固作用のモニタリングは活性凝固時間activated clotting time(ACT)を用いる。ACTは, 内因系血液凝固の活性化剤であるセライト(珪藻土), カオリン, エラジン酸などの陰性電荷を帯びた物質と患者血液をガラス管内で振盪混和し血液が凝固するまでの時間を測定する検査法で, 血液を採取したらすみやかに検査を開始しなくてはならない。

CPB中の目標ACTは400〜480秒以上が一般的だが, CPB中の最適なACT値は確立されていない。Bullら[2]やYoungら[3]の比較的少人数を対象とした研究結果から, 上記の数値が提唱された。その後, ヘパリンコーティング回路の使用などによってACTの下限値をさらに低く設定できることも示されている[4]が, ACTがヘパリン以外のさまざまな要因の影響を受けること(表1), 不十分な抗凝固により凝血塊が生じてしまうと, 脳梗塞やCPBの停止など, 命にかかわる重篤な合併症の危険があることから, 多くの施設では400秒以上を基準としている[5]。CPBを用いない冠動脈バイパス術などの心臓血管手術では, ACT 200〜250秒以上を目標値とすることが多い。

ACTは高用量のヘパリンモニタリングには有効だが, 低用量(血中濃度1 IU/mL以下)での感度は低く, 低用量ヘパリンや拮抗後の残存ヘパリンのモニタリングには, 活性化部分トロンボプラスチン時間activated partial thromboplastin time(APTT)のほうが望ましい。また, 臨床使用できるACT測定機器は数種類あり, 同じ検体であっても機器や添加する凝固活性化剤の種類(セライト, カオリン, エラジン酸, シリカなど)によって結果が異なることは覚えておく必要がある。

一方, ヘパリンも万能の抗凝固薬ではなく, ヘパリンを投与したにもかかわらずACTが延長しない症例やヘパリンの副作用を経験することもある。

ヘパリン抵抗性(耐性):ACTが延長しない

ヘパリン抵抗性とは, 相応のヘパリン投与量(おおむね400〜600単位/kg以上)にもかかわらず, ACTが十分に延長しない現象である[6]。ヘパリン抵抗性はCPB使用患者の4〜26%に起こるとされる[7]。原因は, ATに関連したものとそれ以外に分けられる(表2)。後天性のAT活性低下が原因であることが多く, ヘパリンの使用により1日あたり5〜7%のATが消費されるため[8], 術前にヘパリンを投与されている患者ではAT抵抗性に注意が必要である。

具体的な対処として,

①誤投与や点滴の漏れなどがないことを確かめる。

②ヘパリンの追加投与を行い, ACTを再度測定する。

③追加投与後もACTが十分に延長しない場合, AT欠乏症と判断し, AT製剤を使用する。500〜1,000単位のAT製剤

を投与することで，ほとんどの成人において抗凝固の達成に十分な AT 濃度が得られる。
④ AT 製剤がない場合は，4～6 単位の新鮮凍結血漿 fresh frozen plasma(FFP) を使用する。
⑤①～④を行っても，十分な ACT の延長が得られない場合は，ほかの抗凝固薬の使用を考慮する。

覚えておくべきヘパリンの副作用：HIT

ヘパリン起因性血小板減少症 heparin-induced thrombocytopenia(HIT)は，ヘパリン投与をきっかけに発症する血小板減少症で，ヘパリン投与患者の 5～28％で起こる。HIT には I 型と II 型があり，臨床的に問題となるのは II 型である[9]。I 型はヘパリンの刺激による血小板凝集が原因であり，ヘパリン投与から 2～3 日後に発症し，血小板数の減少は 10～20％程度で，その後のヘパリンの継続も可能であり，自然に回復する。II 型は，ヘパリン投与から 5～14 日後に発症し，ヘパリンによって活性化した血小板から放出された血小板第 4 因子(PF4)とヘパリンの複合体に対する抗体形成をきっかけとして血小板凝集が生じ，トロンビン活性の上昇とともに全身性に血栓を形成する。血小板数が 50％程度と高度に減少するが，出血傾向よりも血栓傾向を示す。II 型 HIT 発症患者の約 50％に動静脈血栓症がみられ，死亡率は 5～10％程度と高い。

ヘパリン初回投与であっても，ヘパリン投与開始後 4 日目から HIT 抗体が産生され得る。HIT 抗体は約 50～85 日で陰性化する一過性の抗体であり，HIT 抗体が陰性化した後はヘパリンの再投与も可能である。II 型 HIT の患者が CPB を必要とする手術を受ける場合は，HIT 抗体が陰性化するまで待機し，抗体価が陰性化してから CPB 中のみヘパリンを使用し，術後は使用しないことが推奨されている。緊急手術の場合はヘパリンの代わりに抗トロンビン薬(アルガトロバン，ナファモスタットメシル酸)を考慮するが，いずれも拮抗薬が存在せず，抗凝固が不十分で回路内や術野に血栓を生じることや，CPB 離脱後の止血困難(特にアルガトロバン)に陥ることが報告されている。

HIT の診断が確定したら，直ちにすべてのヘパリン(圧モニタリング用のヘパリン加生理食塩液やヘパリンコーティングカテーテル，ヘパリンコーティング回路など)との接触を中止し，血栓症に対してはアルガトロバンの持続投与を行う。

表2　ヘパリン抵抗性の原因

AT に関連した要因
● AT の欠乏症，産生低下 　先天性 AT 欠乏症，肝不全 など
● AT 消費の増加 　炎症性疾患(敗血症，心内膜炎 など)，DIC，血栓性(DVT，PTE など)，人工心肺・IABP の使用 など，術前のヘパリン投与
● AT 排泄量(クリアランス)の増加 　炎症性腸疾患，ネフローゼ症候群
AT 以外の要因
● ヘパリンと血漿タンパクの結合 　高ヒスチジン糖タンパク質の増加 など
● 血小板との相互作用 　血小板数上昇(≧ 300×10³/μL)

AT：アンチトロンビン，DIC：播種性血管内凝固，DVT：深部静脈血栓症，IABP：大動脈内バルーンパンピング，PTE：肺血栓塞栓症

ヘパリンの拮抗：プロタミンについて

プロタミンはサケの精子から精製される強アルカリ性の多価陽イオンタンパク質であり，ヘパリンとイオン結合しヘパリンの抗凝固作用を中和する。しかし，プロタミンは単独投与すると用量依存性に抗凝固作用を呈し，APTT，プロトロンビン時間(PT)を延長させる[10]。

CPB 離脱後はヘパリンの拮抗薬としてプロタミンを投与するが，その後の止血困難や ACT の延長に対し，術者からプロタミンの追加投与を頼まれることも多い。しかし，プロタミンの過量投与が凝固障害や

血小板機能障害を起こし得ることを忘れてはいけない。

　ヘパリンを中和するのに必要なプロタミンの投与量については，いくつかの計算方法がある。

◎ **プロタミンの用量固定投与法**

ヘパリン100単位ごとに1.0〜1.3 mgのプロタミンを投与する。症例に投与したヘパリンの全量か初回投与量が，中和すべきヘパリン量とされる。簡便な方法であるが，ヘパリンは常に代謝・排出されるため，プロタミンの過量投与になる可能性がある。

◎ **自動化したプロタミン滴定検査**

ヘパリン加血にプロタミンを投与してACTの変化曲線を作成する。CPB終了時の残存ヘパリン濃度を測定する，より正確な方法である。HMS Plus(メドトロニック社，米国)は専用カートリッジの各チャネルに取り付けられたプランジャの動きが，フィブリン網形成によって変化するのを検出して，凝固時間を測定する機器である。HMS Plusはカートリッジを使い分けて，ヘパリン濃度，ヘパリン用量感受性，ACTの測定を行うことができるため，目標とするACT値に達するのに必要なヘパリン量や拮抗に必要なヘパリン量を算出できる。HMS Plusを使用すると一般的なガラスチューブによるACTを指標とした定量投与法に比べ，ヘパリン投与量は増加するがプロタミン投与量は減少する傾向にあり，FFPや濃厚血小板(PC)製剤の投与量は減少すると報告されている[11]。

◎ **CPB開始時のヘパリン投与量にもとづいた用量固定投与法**

ヘパリン100単位あたりプロタミン0.5〜1 mgを用いる。プロタミン投与後にACTを測定するが，ヘパリン以外の原因(凝固因子の減少，血小板の減少・機能異常，血液希釈など)でもACTは延長するため，ACT延長の原因がプロタミン投与量の過少とはかぎらないことに注意すべきである[12]。

　プロタミン総投与量とCPB離脱直前のヘパリン量に対するプロタミン比率を下げるために，プロタミン滴定か経験的な低用量療法(例えば，ヘパリン総投与量の50％)を使用することは，出血と輸血量を減らすためにも不合理ではないと考えられている[13]。

実は危険なプロタミン：プロタミンショックに注意

プロタミン投与の際に，急激な低血圧や肺高血圧をきたすことがあり，プロタミンショックと呼ばれている。そのメカニズムには諸説あるが，以下の三つが理解しやすい[6]。

① **ヒスタミンの薬理学的遊離**：プロタミンはアルカリ性薬物であるため，急速投与によって肥満細胞が脱顆粒し，ヒスタミンを遊離する。

② **抗プロタミン免疫グロブリンE(IgE)抗体による真のアナフィラキシー**：以前のプロタミン曝露によりIgE抗体が作られており，再曝露で肥満細胞と結合する。皮膚症状(全身紅斑)，粘膜浮腫，気管支収縮などの症状もみられる。

③ **免疫グロブリンG(IgG)抗体や補体を介したアナフィラキシー様反応**：ヘパリンとプロタミンの相互作用は補体を活性化し，それによってヒスタミンやトロンボキサンが二次的に放出される。トロンボキサンA_2(TXA_2)は強い肺血管収縮を惹起し，右心不全と体血圧低下に至る。

①と③は急速投与によって生じやすいため，プロタミンショックの予防には投与速度が重要となる。また，プロタミン曝露歴があれば，②が起こる可能性もある。プロタミンそのものでなくても，プロタミンを含む

中間型インスリンの使用歴がある糖尿病患者，魚アレルギー患者でのプロタミン反応の報告がある[6]。また，精管を結紮した男性では抗精子抗体や抗プロタミン抗体を生じる可能性がある[6]。

　プロタミンショックに遭遇したら，まず血行動態が安定するまでプロタミン投与は中止する。ヒスタミンの薬理学的遊離に対しては，輸液負荷や血管収縮薬のみでコントロール可能であることが多い。真のアナフィラキシーに対しては，ほかのアナフィラキシーショックへの対応と同様で，アドレナリン，ステロイド，抗ヒスタミン薬の投与を考慮する。高度な肺動脈圧上昇に対しては，肺血管拡張作用のある薬物（イソプロテレノールやミルリノンなど）が有効と考えられる。一酸化窒素の使用も考慮する。どうしても血行動態が安定しなければ，CPBを再開する。その際，ACTを400秒以上に維持するよう，必要に応じてヘパリンを追加投与する。

　プロタミン再投与で循環虚脱が再び起こる場合や，真のアナフィラキシー反応を疑う場合，プロタミンは投与しない。その場合は，ヘパリンの効果が消失するまで出血傾向が続くため，血行動態に応じて輸血を行い，ヘパリンが代謝されるのを待つ。

後からやってくるヘパリンリバウンド

　プロタミンによっていったん中和されたにもかかわらず，数十分から2～3時間後に再度ヘパリンが血中に分布し，ACTやAPTTが再延長することを「ヘパリンリバウンド」という。機序は明確ではないが，網内系からの再分布が原因といわれている。CPB中のヘパリン濃度が高いと術後にヘパリンリバウンドが発生しやすいことが示されている[13]（メモ2）。

メモ2

抗Xa活性をヘパリンの抗凝固作用の指標として，成人心臓外科術後6時間まで凝固能を調べたTanejaらの研究[14]では，術後APTTが約50秒まで延長する症例が多くみられたにもかかわらず，抗Xa活性の上昇は軽微であった（APTTを2～2.5倍に延長する活性の1/10～1/4）。Tanejaらは，APTTの延長と抗Xa活性の上昇に相関はなく，術後のAPTTの延長はヘパリンリバウンドではなく凝固因子の低下を反映しているのではないかと述べている。

心臓麻酔で輸液・輸血をどう考えるか

　心臓外科手術は外科的出血だけではなく，ヘパリンやプロタミンの使用，血液希釈などによる凝固障害をきたしやすく，輸液・輸血の管理も重要なポイントとなる。心臓麻酔における輸液・輸血管理の目標は，血行動態の安定，酸素需給バランスの適正化，臨床的止血の達成，である。血液検査や循環モニターを総合的に評価して，輸液・輸血の指標とする（表3）。厚生労働省の『血液製剤の使用指針』は一定の指標にはなるが，CPB後の血液は量・質ともに大きく変化している。また，術野での出血のペースや血液検査結果が得られるまでのタイムラグを考慮すると，これらの基準値だけでなく，臨床所見を鑑みて総合的に判断する必要がある。さまざまな要因によって複合的に凝固障害・止血困難に陥るため，原因を一つ一つ解決する（表4）。

　止血に必須の因子であるフィブリノゲン

表3　適正な輸液・輸血のための評価項目

① 血液量	血圧，脈拍数，中心静脈圧，動脈圧波形，尿量，経食道心エコーなど
② 酸素需給バランス	ヘモグロビン濃度，酸塩基平衡，$S\bar{v}O_2$/$ScvO_2$ など
③ 血液凝固能	活性凝固時間（ACT），フィブリノゲン濃度，血小板数，TEG/ROTEMなどの血液粘弾性モニター

ROTEM：トロンボエラストメトリ，$ScvO_2$：中心静脈血酸素飽和度，$S\bar{v}O_2$：混合静脈血酸素飽和度，TEG：トロンボエラストグラフ

表4　人工心肺離脱後の出血にかかわる因子

- 外科的出血
- フィブリノゲン濃度の低下
- 血小板減少，機能低下
- トロンビン産生の低下
- ヘパリンの残存，リバウンド
- プロタミンの過剰投与
- アシドーシス
- 低カルシウム血症
- 低体温
- 線溶亢進

表5　血小板輸血の基準

待機的手術患者では，術前あるいは施行前の血小板数が5万/μL以上あれば，通常は血小板輸血を必要とすることはなく，周術期については血小板数5万/μL以上を維持するよう輸血を行うことを推奨する [2D]*。

複雑な心臓大血管手術で，長時間の人工心肺使用例，低体温体外循環を用いた手術などでは，血小板減少あるいは機能異常によると考えられる止血困難な出血(oozingなど)をみることがある。このような病態を呈する場合には，血小板数が5万/μL～10万/μLになるように血小板輸血を行う。また，臨床的に血小板機能異常が強く疑われ，出血が持続する場合には，血小板数を10万/μL以上にすることも考慮し，血小板輸血を行う。

＊推奨度2Dは弱い推奨であり，エビデンスレベルも低い。
(厚生労働省　医薬・生活衛生局「血液製剤の使用指針」平成30年3月より)

の補充にはFFPが用いられるが，FFPは，含まれるフィブリノゲン量に対して容量が多いため，容量負荷が問題となる。最近は，フィブリノゲン濃縮製剤やクリオプレシピテートが有効な治療法として話題になっているが，日本ではフィブリノゲン濃縮製剤は後天性低フィブリノゲン血症に対しては保険適用がない。クリオプレシピテートは院内精製が必要であり，使用できる施設が限られる。血小板輸血にも一定の基準はあるが(表5)，血小板数が正常であっても術前からの抗血小板薬や大動脈弁狭窄症(AS)に伴うHeyde症候群など，質的異常を伴うこともあるので，検査所見とともに術野の状況を確認して投与を判断する必要がある。

回収式自己血輸血について

自己血回収装置(Cell Saver®)による回収式自己血輸血は，同種血輸血，特に赤血球製剤の使用量削減になる[15]。ヘパリンの混入を危惧する医師もいるが，術野の出血をヘパリン加生理食塩液と混合し，遠心濃縮と生理食塩液による洗浄の後にパッキングするため，ヘパリンはほぼ100%除去される[16]。一方，タンパク質の除去効率も高く，凝固因子や血小板，アルブミンなどは含まれないため，これらの補充はできない。

凝固能のモニタリング：point-of-care(POC)モニターの活用

凝固能のモニタリングとしてはPT，APTT，血小板数，フィブリノゲン濃度などが一般的だが，中央検査室からの結果が得られるまでに時間を要するのが欠点である。POCモニターは手術室内で測定できるため，結果を得るまでの時間を短縮することができる。トロンボエラストグラフthromboelastograph(TEG®，図1，Haemonetics社，米国)やトロンボエラストメトリー thromboelastometry(ROTEM®，図2，Werfen社，スペイン)などの血液弾性粘稠度検査では，血栓形成の過程を経時的・連続的に測定でき，止血能だけでなく線溶能も含めた凝固機能検査が可能である(表6)[17]。異なる試薬を使用した複数の検査を1回で測定することが可能であり，その結果を比較することで凝固異常の鑑別診断ができる(図3～6)。最新モデルのTEG 6sおよびROTEM sigmaはカートリッジ式となりピペッティングが不要なので，操作が簡便となった。これらの機器は，周術期大量出血のガイドラインでも使用が推奨されている[18]。

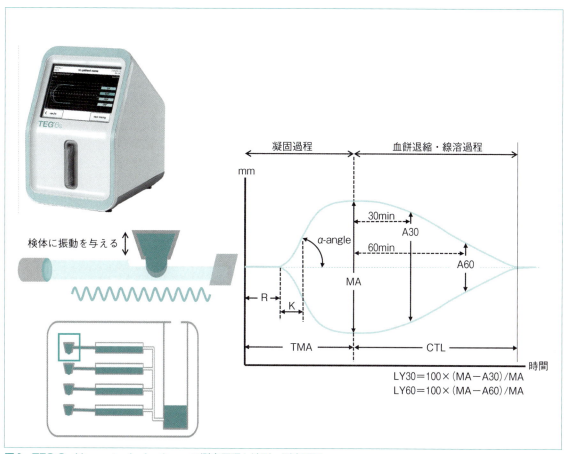

図1 TEG 6s Hemostasis Analyzer の測定原理と波形・測定項目（文献17およびHaemonetics社資料より改変）

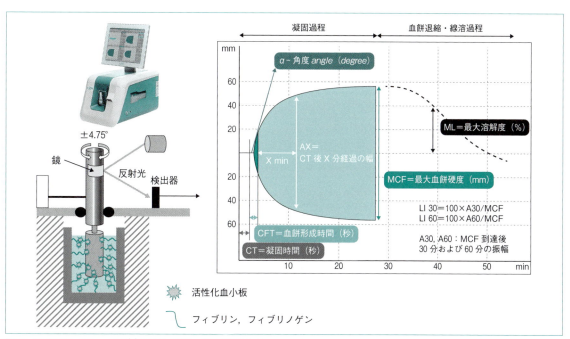

図2 ROTEM sigma の測定原理と波形・測定項目（文献17およびWerfew社資料より改変）

第4章●凝固・輸液・輸血管理

表6 TEGとROTEMの測定パラメータ

TEG	ROTEM	パラメータの解釈
R(sec or min) reaction time	CT(sec or min) clotting time	・測定開始から初期フィブリン形成までの時間 ・トロンビン産生速度を反映し，APTTやPTなどに相当する
A(mm) amplitude	CF(mm) clot firmness	・凝血塊の弾性粘稠度 ・血小板数(機能)とフィブリン産生能(濃度)に依存する ・経時的に変化し，値が大きいほど強固な血塊
K(sec or min) clot kinetics	CFT(sec or min) clot formation time	・RまたはCTから振幅が20mmになるまでの時間 ・値が小さいほどフィブリン網形成が速い
α(degree)	α(degree)	・振幅の増加率を角度で表したもの ・角度が大きいほどフィブリン産生速度が速い
MA(mm) maximum amplitude	MCF(mm) maximum clot firmness	・測定検体が示す振幅の最大値 ・値が大きいほど血塊は強固である
TMA(sec or min) time to maximum amplitude		・波形が最大振幅に達するまでの時間 ・短いほど急速に血塊形成が進むことを表す
LY30, LY60(%)	LI30, LI60(%) clot lysis index 30, 60	・最大振幅後30分および60分後の振幅の減少率 ・TEGでは値が大きいほど，ROTEMでは値が小さいほど線溶亢進を示唆する
CLT(sec or min) clot lysis time		・最大振幅後，線溶亢進によって振幅が最小となるまでの時間
	ML(%) maximum clot lysis	・MCF到達後のMCFに対する振幅の最大減少率 ・値が大きいほど線溶亢進の程度が高いことを表す

(文献17より)

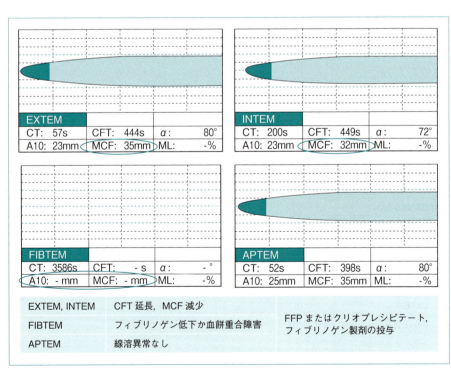

図3 ROTEMの異常波形：フィブリノゲン減少
　FIBTEMの波形（フィブリノゲン濃度に比例）は出ていないが，EXTEM（組織因子添加試薬），INTEM（エラジン酸添加試薬）では一定の振幅（MCF）が得られている．したがって，血小板数は保たれているが，フィブリノゲン濃度が非常に低いと診断できる．新鮮凍結血漿（FFP）またはクリオプレシピテートやフィブリノゲン製剤の投与が必要．

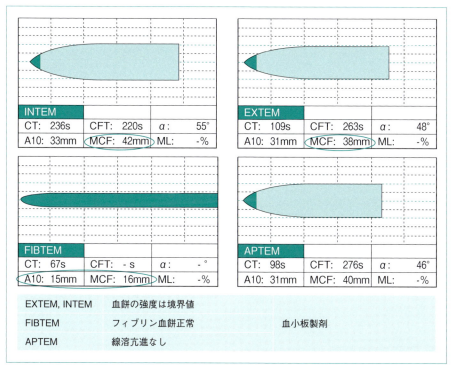

図4 ROTEMの異常波形：血小板数低下
FIBTEMの振幅(MCF)は正常だが，INTEM，EXTEMのMCFは低下している。したがって，フィブリノゲン濃度は維持されているが，血小板数が低いと診断できる。濃厚血小板(PC)製剤の投与が必要。

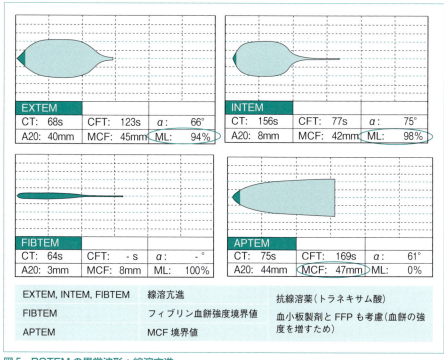

図5 ROTEMの異常波形：線溶亢進
EXTEM，INTEM，FIBTEMの波形は，一度は出現し，時間とともに消失している。APTEM(トラネキサム酸添加試薬)では振幅(MCF)が維持されていることから，線溶亢進による血栓分解が生じていると診断できる。APTEMのMCFが正常下限値であることから，抗線溶薬の投与に加え，濃厚血小板(PC)製剤・新鮮凍結血漿(FFP)の投与を考慮する。

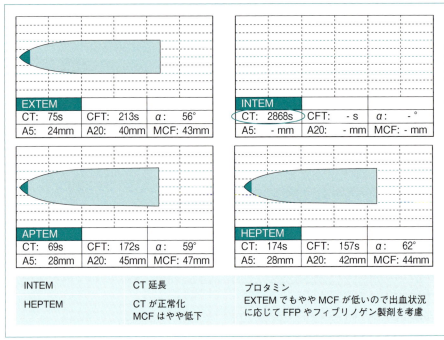

図6 ROTEMの異常波形：ヘパリンの残存
EXTEMの凝固時間（CT）は正常だが，INTEMのCTは延長し，波形が出ていない。一方，HEPTEM（ヘパリナーゼ添加試薬）のCTが正常であることから，ヘパリンによる抗凝固状態にあると診断できる。プロタミンの投与が適応だが，EXTEM，APTEMの振幅（MCF）が正常下限値よりも低いので，新鮮凍結血漿（FFP）やフィブリノゲン製剤の投与も考慮する。

少しでも出血量を減らすには：抗線溶療法

心臓手術において，トラネキサム酸（TA），ε-アミノカプロン酸（EACA）などの抗線溶薬を使用することで出血量を減らせると報告されており，米国心臓血管麻酔学会のガイドラインでも推奨されている[4]。

日本ではTAの使用が一般的である。Horrowら[19]の研究では，初回投与として加刀前にTA 10 mg/kg，その後1 mg/kg/hrの持続静注を行った群は，プラセボ群と比較して術中の出血量を減少させた。それ以上の高用量群においても，術中の出血量は有意差がなかった。TAは腎排泄性なので，高齢者や腎機能低下患者では，高用量のTAで術後痙攣を起こしやすい[20, 21]ことが報告されており，4g以上の投与は注意が必要である。

（古本 恭子，香取 信之）

文 献

1. Weitz JI. Low-molecular-weight heparins. N Engl J Med 1997；337：688-98.
2. Bull BS, Huse WM, Brauer FS, et al. Heparin therapy during extracorporeal circulation. Ⅱ. The use of a dose-response curve to individualize heparin and protamine dosage. J Thorac Cardiovasc Surg 1975；69：685-9.
3. Young JA, Kisker CT, Doty DB. Adequate anticoagulation during cardiopulmonary bypass determined by activated clotting time and the appearance of fibrin monomer. Ann Thorac Surg 1978；26：231-40.
4. Society of Thoracic Surgeons Blood Conservation Guideline Task Force, Ferraris VA, Ferraris SP, Saha SP, et al. Perioperative blood transfusion and blood conservation in cardiac surgery：the Society of Thoracic Surgeons and the Society of Cardiovascular Anesthesiologists clinical practice guideline. Ann Thorac Surg 2007；83（5 Suppl）：S27-86.
5. Finley A, Greenberg C. Review article：heparin sensitivity and resistance：management during cardiopulmonary bypass. Anesth Analg 2013；116：1210-22.
6. Shore-Lesserson L, Gravlee GP. 心肺バイパスにおける抗凝固療法．In：Gravlee GP, Davis RF, Stammers AH, et al. 新見能成監訳．人工心肺―その原理と実際．東京：メディカル・サイエンス・インターナショナル，2010：474-82.
7. Finley A, Greenberg C. Review article：heparin

sensitivity and resistance : management during cardiopulmonary bypass. Anesth Analg 2013 ; 116 : 1210-22.
8. Matthai WH Jr, Kurnik PB, Groh WC, et al. Antithrombin activity during the period of percutaneous coronary revascularization : relation to heparin use, thrombotic complications and restenosis. J Am Coll Cardiol 1999 ; 33 : 1248-56.
9. Greinacher A. CLINICAL PRACTICE. Heparin-Induced Thrombocytopenia. N Engl J Med 2015 ; 373 : 252-61.
10. Ni Ainle F, Preston RJ, Jenkins PV, et al. Protamine sulfate down-regulates thrombin generation by inhibiting factor V activation. Blood 2009 ; 114 : 1658-65.
11. Despotis GJ, Joist JH, Hogue CW Jr., et al. The impact of heparin concentration and activated clotting time monitoring on blood conservation. J Thorac Cardiovasc Surg 1995 ; 110 : 46-54.
12. Yamamoto T, Wolf HG, Sinzobahamvya N, et al. Prolonged activated clotting time after protamine administration does not indicate residual heparinization after cardiopulmonary bypass in pediatric open heart surgery. Thorac Cardiovasc Surg 2015 ; 63 : 397-403.
13. Gravlee GP, Rogers AT, Dudas LM, et al. Heparin management protocol for cardiopulmonary bypass influences postoperative heparin rebound but not bleeding. Anesthesiology 1992 ; 76 : 393-401.
14. Taneja R, Marwaha G, Sinha P, et al. Elevated activated partial thromboplastin time does not correlate with heparin rebound following cardiac surgery. Can J Anaesth 2009 ; 56 : 489-96.
15. Wang G, Bainbridge D, Martin J, et al. The efficacy of an intraoperative cell saver during cardiac surgery : a meta-analysis of randomized trials. Anesth Analg 2009 ; 109 : 320-30.
16. Overdevest EP, Lanen PW, Feron JC, et al. Clinical evaluation of the Sorin XtraR autotransfusion system. Perfusion 2012 ; 27 : 278-83.
17. 香取信之．周術期の凝固・線溶系と point-of-care モニター．In：香取信之編．症例で学ぶ周術期の凝固・線溶の管理．東京：メディカル・サイエンス・インターナショナル，2015：15-24.
18. Kozek-Langenecker SA, Afshari A, Albaladejo P, et al. Management of severe perioperative bleeding : guidelines from the European Society of Anaesthesiology. Eur J Anaesthesiol 2013 ; 30 : 270-382.
19. Horrow JC, Van Riper DF, Strong MD, et al. The dose-response relationship of tranexamic acid. Anesthesiology 1995 ; 82 : 383-92.
20. Murkin JM, Falter F, Granton J, et al. High-dose tranexamic acid is associated with nonischemic clinical seizures in cardiac surgical patients. Anesth Analg 2010 ; 110 : 350-3.
21. Montes FR, Pardo DF, Carreño M, et al. Risk factors associated with postoperative seizures in patients undergoing cardiac surgery who received tranexamic acid : a case-control study. Ann Card Anaesth 2012 ; 15 : 6-12.

第5章

循環作動薬の基礎と実際

うまく使いこなすには？

研修医1年目，心臓手術の部屋に初めて入った日のことは忘れもしない．心臓血管外科医の怒号とピリピリとした緊張感，そして，たくさんのモニターとシリンジポンプ．本当に怖かった．あのときの薬，いったい何がどれくらいで流れていたのか，その頃の私には見当もつかなかった．あれから何年たったのだろう．

本稿では，循環作動薬の基礎と実際，そしてうまく使いこなすためのコツをまとめた．

基本的な使い方：ガンマ（γ）計算できますか？

ドパミン，ドブタミン，ノルアドレナリンなどのカテコールアミンはシリンジポンプを使用して持続投与するのが一般的である．投与スピードはどれくらいなのだろうか？

実際の例を用いて考えてみよう．

体重60 kgの男性．人工心肺離脱時，血圧80/60 mmHg，心拍数52 bpm，肺動脈圧32/20 mmHgであった．経食道心エコー（TEE）所見では，左室拡張末期径62 mm，左室収縮末期径50 mmであり，左室収縮能低下による血圧低下と判断した．上級麻酔科医が，「ドパミンを5γで開始しよう」と言った．目の前のシリンジポンプはmL/hrの表示である．さて，時間あたり何mLで開始したらよいだろうか？

…

①計算式 $1(γ)=1(μg/kg/min)$を覚えよう

μgと慣れない単位，/（パー）って何？と思うかもしれないが，この計算式は，覚えておかなくてはならない．

②必要な薬物量を計算してみよう（ゴールはmL/hr）

60 kgの患者に1時間（60分間）投与するために必要な薬物量は，60 kg×60 min＝3,600 μgとなる．5γなので5倍すると，5γ＝5×3,600 μg＝18,000 μg＝18 mgとなる．ドパミンの1時間あたりの投与スピードが18 mg/hrであることはわかっ

コメント

そもそも「γ」て？

ウィキペディア[1]には，「臨床医学において，微小な薬剤の量を表すのに慣用される単位．1ガンマ（γ）は体重（kg）あたり時間（min）あたりの薬剤量（μg）．日本でしか通用しない麻酔科関係慣用単位麻酔，集中治療関係以外の分野や外国では，通用しないので注意が必要」と書かれている．

そういえば，Kaplanの原著に「γ」なんて出てこなかった．気をつけておこう．

た。次の問題は，これを mL/hr に直す必要があることだ。

③薬剤の内容量を調べてみよう！

ドパミンは先発品，後発品を含め，さまざまな内容量で販売されている(臨床メモ1)。

臨床メモ1

日本で入手できるドパミン製剤

・イノバン®注 0.1%・0.3%・0.6%シリンジ(協和発酵キリン)
・カタボン®Low 注 200 mg，カタボン Hi 注 600 mg(武田テバ薬品)
・ドパミン塩酸塩点滴静注 50 mg・100 mg・200 mg「KN」(小林化工)
・ドパミン塩酸塩点滴静注液 200 mg・600 mg キット「ファイザー」(ファイザー)
・ドパミン塩酸塩点滴静注液 50 mg・100 mg・200 mg「タイヨー」(テバ製薬)
・カコージン®D 注 0.1%・0.3%(日本製薬)

いつの間にこんなに増えたのか，あまりの多さに驚いた。種類や用量，形状も違う。どれが病院に入っているか，部署によっても違うかもしれない。病棟や救急部から来た患者の場合や，実際に使用する際には規格を確認する必要がありそうだ。

コラム1

γ計算暗算法

坪川が叩き込まれた計算方法は，以下のようなものである。

「50 kg の患者に 1 mg/mL の溶液を 1 μg/kg/min で投与するには，3 mL/hr」をまず覚える(この計算方法は，本文を参照)。

では，70 kg の人に 10 mg/mL の薬剤を 5 μg/kg/min で投与することを考えよう。

Step1 溶液濃度の補正。10 mg/mL の溶液なら，$3 \div 10 = 0.3$ mL/hr となる。

Step2 設定値の補正。5 μg/kg/min の速度なら，$5 \times 0.3 = 1.5$ mL/hr となる。

Step3 体重の補正。70 kg の体重なら，$70/50 \times 1.5 = 2.1$ mL/hr となる。

まとめると，

A kg の人に B mg/mL の溶液を C μg/kg/min(γ)で投与するには，まず 50 kg の人のつもりで

$$3 \times C/B$$

を計算し体重補正を行う。

例題 70 kg の人にノルアドレナリン(5 A/50 mL)を 0.05 μg/kg/min で投与するには？ 濃度は 0.1 mg/mL になるので，50 kg の人なら

$3 \times 0.05/0.1 = 1.5$ mL/hr

これを体重補正で 1.4 倍(= 70/50)して，

<u>答え：2.1 mL/hr</u>

これなら暗算できる？

(坪川 恒久)

ドパミン 1 mL あたり 1,000 μg(1 mg)製剤であれば，$18 \div 1 = 18$ mL/hr

ドパミン 1 mL あたり 3,000 μg(3 mg)製剤であれば，$18 \div 3 = 6$ mL/hr

となる。

バイアル製剤を生理食塩液やブドウ糖液で希釈する場合，それぞれ 1 mL あたりの μg(mg)を計算する。われわれ麻酔科医の使い慣れたレミフェンタニル(アルチバ®)を例に考えよう。

体重 60 kg の患者に 0.2γ で投与する場合，

1 時間に必要な投与量は，$60 \text{ kg} \times 60 \text{ min} \times 0.2 = 720$ μg となる。

アルチバ静注用 2 mg 製剤を生理食塩液 20 mL に溶解すると，1 mL あたり 100 μg となる。

ここから，$720 \div 100 = 7.2$ mL/hr の投与スピードが計算できる。

循環作動薬の種類と特徴

心臓手術の際によく用いられるカテコールアミンや冠拡張薬，カルシウム拮抗薬，β遮断薬，ホスホジエステラーゼ(PDE)Ⅲ阻害薬，抗不整脈は，現在さまざまな薬物が使用可能である。どのように使い分けていったらよいのだろうか。

カテコールアミン：重症度と病態，末梢血管抵抗と心拍出量で使い分けろ！

チロシンから誘導され，カテコール基とアミノ基をもつ化合物で，ドパミン，ドブタミン，アドレナリン，ノルアドレナリンが含まれる。これらがアドレナリン受容体であるα受容体($α_1$，$α_2$)やβ受容体($β_1$，$β_2$，$β_3$)に作用することにより，血管収縮・拡張，心筋収縮調節作用を示す。また，ドパミンはドパミン受容体(D_1，D_2)に作用し，血管拡張作用，利尿作用を示す。

アドレナリン

強力なα作用による血管収縮とβ作用による心筋収縮力の増加により，血圧上昇，心拍数を上昇させる。術中にはほかの薬物で血行動態が維持できない場合，薬物や輸血によるアナフィラキシーショックで用いられる。筆者は，プロタミン投与後や血小板輸血を開始した直後に，ほかの誘因なく難治性低血圧となり，アドレナリンを静脈投与した経験がある。副作用として心室性不整脈や肺水腫の報告[2]，たこつぼ心筋症の報告[3]があり，少量投与から開始すること，過量投与を防ぐことと心電図モニター，除細動器の準備が必要である。

ノルアドレナリン

強力なα作用による末梢血管収縮により，血圧を上昇させる。純粋なα作動薬であるフェニレフリンで昇圧効果が得られない場合に使用する。人工心肺離脱後の難治性低血圧の治療で用いられるが，後負荷増加による心拍出量低下や臓器灌流不全を起こす可能性があり，尿量や心拍出量をモニタリングする必要がある。また，血液ガス分析を行い，pH，BE，乳酸値の推移も確認する必要がある。

ドパミン

投与用量によって作用する受容体が異なり，その効果も変わる面白い薬物である。表1[4]に投与量と効果を示す。

ドパミンは人工心肺離脱後の低血圧の治療で頻繁に用いられているが，不整脈を誘発する危険性や腎保護作用が否定された[5]こともあり，その使用には注意が必要である。

ドブタミン

主にβ₁受容体に直接作用し，心筋の陽性変力作用により，心拍出量増加，1回心拍出量増加，心拍数を増加させる。血管拡張作用があるので，人工心肺離脱後，体血管

表1　ドパミン受容体とその効果

投与量（μg/kg/min）	活性化される受容体	効果
1〜3	ドパミン受容体（DA$_1$）	腎血流と腸管血流の増加
3〜10	β$_1$+β$_2$（+DA$_1$）	心拍数，収縮性，心拍出量の増加
>10	α（+β+DA$_1$）	体および肺血管抵抗増大。腎血流量減少。心拍数増加。不整脈。後負荷増大により心拍出量は減少

(Butterworth JF Ⅳ. A Practical Approach to Cardiac Anesthesia 5th ed. Hensley FA, Jr., Martin DE, Gravlee GP. Philadelphia; Lippincott Williams & Wilkins, 2013: 23-88.より)

抵抗，肺血管抵抗が上昇している際の低心拍出量状態に有用である。

バソプレシン

平滑筋のV$_1$受容体を活性化し末梢血管を収縮させることにより，血圧を上昇させる。非アドレナリン作動性末梢血管収縮薬でβ受容体に作用しないため，頻脈を起こしにくい。ノルアドレナリンで昇圧が得られないときに，1A（20単位）を生理食塩液で希釈して20mLとする。1〜2mL/hrで開始する。

最近の注意点として，AHAガイドライン2015では，蘇生のための血管収縮薬としての「バソプレシンにはアドレナリン単独投与に優る利点はない」とされている[6]*1。

冠拡張薬：肺血管抵抗のコントロールで使い分けろ！

冠動脈バイパス術で用いられる冠拡張薬には，ニトログリセリン，ニコランジル，もしくは硝酸イソソルビドがある。体内に投与された硝酸基から一酸化窒素（NO）が遊離し，血管平滑筋が弛緩し，血管を拡張させる。

ニトログリセリン

容量血管である静脈系に作用し，前負荷を減少させる。また，肺動脈拡張作用をもち，左室前負荷も減少させる。比較的太い冠動

*1　AHAガイドライン2015ではアドレナリンと同様の効果であるということ，ガイドラインの簡略化ということからバソプレシンの記載はなくなっている。

脈を拡張させ，虚血部位の血流を増加させるため，急性冠症候群での有用性が認められている。予防的投与の効果は不明である。24時間投与すると耐性が生じることが報告[7]されている。塩化ビニルに吸着するため，ポリエチレン製かポリプロピレン製など専用の輸液セットが必要となる。

ニコランジル(シグマート®)

NOを遊離させ，比較的太い冠動脈を拡張させる。またATPチャネル開口作用をもち，細い冠動脈を拡張させるとともに，薬理学的プレコンディショニング効果を発揮する。冠動脈に選択的に作用するため，血圧低下が少ない。

硝酸イソソルビド(ニトロール®)

ニトログリセリンと比べ冠動脈選択性が高く，血圧低下が少ない。

カルシウム拮抗薬：血圧と心拍数に着目して使い分け！

生体内に存在するさまざまなCa^{2+}チャネルと結合，遮断することによって薬理作用を発揮する。循環器系に作用するのは主にL型Ca^{2+}チャネル遮断薬である。後負荷増大による高血圧，頻脈性不整脈，冠動脈攣縮予防など，心臓手術でのカルシウム拮抗薬は出番が多い。

ニカルジピン(ペルジピン®)：降圧&頻拍に

血管平滑筋，主には細動脈に作用し，後負荷を減少させることにより血圧を低下させる。心臓手術にかぎらず，術中の異常高血圧(頻脈を伴わない)に用いられる。

ジルチアゼム(ヘルベッサー®)：持続で降圧&徐脈に

主に冠動脈に選択的に作用し，血管を拡張させる。狭心症，特に異型狭心症や不安定狭心症に用いられる。また，洞結節での刺激抑制や房室結節での伝導抑制作用が強く，心拍数減少作用，抗不整脈作用を発揮する。

ベラパミル(ワソラン®)：単回で徐脈に

洞結節での刺激抑制，房室結節での伝導抑制作用が強いため，頻脈性不整脈に有用である。

β遮断薬：単回投与か持続投与か

急な血圧上昇や頻脈のコントロールに使いやすいβ遮断薬は，心臓に存在する$β_1$受容体に作用，遮断することで薬理作用を発揮する。心臓の収縮力や心拍数を低下させることにより血圧を低下させる。血中のエステラーゼにより，すみやかに分解されるため，短時間作用性で使いやすい。

臨床メモ2

術前のβ遮断薬の扱いは？

2014年に発表されたACC/AHAのガイドライン[8]で，β遮断薬の扱いが以下のように変わってしまった。内服継続は妥当だが，β遮断薬の開始時期については注意が必要である。ガイドラインを一読されることをお勧めする。

・β遮断薬を投与されている患者に対しては，周術期にβ遮断薬を投与するべきである(クラスⅠ，エビデンスレベルB)
・術前に，虚血性心疾患のリスクが中等度～高度であると診断された患者に対しては，周術期のβ遮断薬の使用開始は妥当である(クラスⅡb，エビデンスレベルC)
・糖尿病や心不全，冠動脈疾患などのリスク因子が三つ以上当てはまる患者に対しては，術前にβ遮断薬の使用開始は妥当である(クラスⅡb，エビデンスレベルB)
・β遮断薬は手術当日に開始すべきでない(クラスⅢ，エビデンスレベルB)

エスモロール（ブレビブロック®）

頻脈を伴う高血圧の際の降圧薬として有用である。持続投与も可能だが，後述のランジオロールと違い溶解する必要がないので，単回投与が必要な場合，筆者は頻脈の有無によってニカルジピンと使い分けている。

ランジオロール（オノアクト®）

頻脈を伴う場合の，心拍数コントロールに有用である。血圧低下はエスモロールに比べて少ない。オフポンプ冠動脈バイパス術（OPCAB）や人工心肺後の頻脈の際に，少量投与から開始して適正心拍数になるように調節する。

PDE Ⅲ 阻害薬：心拍出量増量？ or 血管拡張効果？

ホスホジエステラーゼ（PDE）Ⅲを選択的に阻害することで，β受容体を介さずに心筋収縮作用と血管拡張作用を発揮し，心拍出量を増加，血管抵抗を低下させる。カテコールアミンと比べると，心筋酸素消費量や心拍数の増加は軽度で不整脈の発生頻度は少ない。冠拡張作用があり，冠動脈バイパス術での有効性が報告されている。サイトカインを制御することによる抗炎症作用や抗血栓作用，心保護作用なども報告されている。腎排泄であるため，腎機能低下患者では投与量を減量する必要がある[9]。

ミルリノン（ミルリーラ®）

人工心肺離脱困難の低心拍出量状態で，カテコールアミンの反応性がよくない場合に有用である。また，肺高血圧や後負荷増加時の低心拍量状態においても有用である。

オルプリノン（コアテック®）

血管拡張作用が心収縮力増加作用より強い。弁逆流患者で後負荷を減少させて心拍出量を増加させたい場合に有用である。ミルリノンに比べ内臓血流の増加が期待できるので，筆者は腹部手術の際に用いている。

> **コラム 2**
>
> **ドブタミンとミルリノン**
>
> カテコールアミンのドブタミンとPDEⅢ阻害薬のミルリノン，どちらも心収縮力増加と血管拡張作用がある。ミルリノンが有用なのはどのような場面だろうか。
>
> β遮断薬を長期内服している患者はβ受容体が減少し，β作動薬の効果が減弱するといわれている。しかも，ACC/AHAガイドラインでは，β遮断薬は手術当日も内服すべきとしている。そのために術中，通常量のドブタミンを投与しているはずなのに効果が得られないと感じた場合や，人工心肺離脱時に低心拍出量状態が改善されない場合は，躊躇なくミルリノンを併用することをお勧めする。

抗不整脈薬

心臓手術中はさまざまな不整脈が発生する。モニター心電図上の不整脈を瞬時に診断し，治療していくことが心臓麻酔では求められる。ここでは，心臓手術中によくみられる不整脈とその原因，そして治療について解説する。

心室性不整脈

◎ 心室性期外収縮

心臓手術の際に最もよくみられる。原因は入室時のストレスや浅麻酔，痛みなどの交感神経系興奮，中心静脈カテーテルや肺動脈カテーテル挿入時，送血管・脱血管挿入時などの機械的刺激，電解質異常（低カリウム血症，低マグネシウム血症）や心筋虚血などである。原因を取り除くことが第一だが，多発性，多源性，そして血行動態不安定であれば薬物治療する。治療薬はNa^+チャネル遮断薬であるリドカインが第一選択で，単回もしくは持続投与する。

◎ 心室頻拍・心室細動

大動脈遮断解除時によくみられる。既往がある患者で多く，原因は，心腔内残存空気や不十分な心筋保護，手術操作による場合が多い。心室細動では直ちに電気的除細動

表2 主な循環作動薬の投与方法，作用発現時間，作用持続時間，副作用

薬物名	投与方法	作用発現時間	（単回投与後の）作用持続時間	副作用
カテコールアミン				
ドブタミン	2〜20μg/kg/min	3〜5分		不整脈，血圧低下
ドパミン	2〜20μg/kg/min	1〜2分		不整脈，頻脈
アドレナリン	2〜10μg/min（25〜120ng/kg/min），>10μg/min（>120ng/kg/min）	単回投与は直ちに　持続投与は1〜2分	1分	不整脈，肺水腫
ノルアドレナリン	単回投与：10〜50μg　持続投与：0.05〜1.0μg/kg/min	単回投与は直ちに　持続投与は1〜2分	1分	末梢循環不全，肺血管抵抗上昇
バソプレシン				
バソプレシン	0.04単位/minが上限　1〜2単位/hr	単回投与は直ちに　持続投与は5分	10〜15分	末梢循環不全，子宮収縮，気管支痙攣
冠拡張薬				
ニトログリセリン	単回投与：50〜100μg　持続投与：0.1〜7μg/kg/min	2〜5分	5〜10分	頭痛，嘔吐，メトヘモグロビン血症，耐性
硝酸イソソルビド	1.5〜8mg/hr	2〜5分		ショック，心室頻拍，心室細動
ニコランジル	2〜6mg/hr	3〜5分		血圧低下
カルシウム拮抗薬				
ニカルジピン	単回投与：10〜30μg/kg　持続投与：2〜10μg/kg/min	単回投与は直ちに　持続投与：5〜10分	15〜30分	頻脈，頭痛
ジルチアゼム	単回投与：10mg（ゆっくり）　持続投与：1〜5μg/kg/min	単回投与は直ちに（血中濃度が定常量になるまで5〜6時間かかる）		不整脈，徐脈
ベラパミル	単回投与：5mg（生理食塩液またはブドウ糖液で希釈し，5分以上かけて）	1〜2分	4〜6時間	血圧低下，徐脈
β遮断薬				
エスモロール	1mg/kgを30秒で投与後，150μg/kg/minで持続投与	1〜2分	4分	低血圧，徐脈
ランジオロール	頻脈性不整脈：125μg/kg/minで1分間，その後10〜40μg/kg/minで持続投与　心機能低下時：1μg/kg/minで開始，1〜10μg/kg/minで持続投与	1〜2分	4分	低血圧，徐脈
PDEⅢ阻害薬				
ミルリノン	初期投与量：50μg/kgを10分間　維持投与量：0.25〜0.75μg/kg/min	初期投与後30分〜1時間		不整脈，血圧低下
オルプリノン	初期投与量：10μg/kgを5分間　維持投与量：0.1〜0.3μg/kg/min	初期投与後1〜2時間		不整脈，血圧低下
抗不整脈薬				
リドカイン	単回投与：1〜2mg/kg，5分後に再投与可能　持続投与：1〜2mg/kg　ブドウ糖液に溶解	単回投与後直ちに	100秒	血中濃度が治療濃度を超えると局所麻酔中毒，痙攣
アミオダロン	初期急速投与：125mg（2.5mL）を100mLに溶解し，600mL/hrで10分間投与　負荷投与：750mg（15mL）を500mLに溶解し，33mL/hrの速度で6時間投与　維持投与：17mL/hr	10分		血圧低下，不整脈，肝機能低下
ニフェカラント	単回投与：0.3mg/kg（5分かけて）　持続投与：（単回投与で有効な場合のみ）0.4mg/kg/hr	単回投与後直ちに	90分	不整脈，torsade de pointes

（各薬のインタビューフォームをもとに作成）

を行う。難治性の場合はリドカイン投与やアミオダロン，ニフェカラントの持続投与を考慮する。血行動態が不安定な心室頻拍は除細動する。

徐脈性不整脈

大動脈遮断解除時によくみられる。心筋保護液や手術操作による刺激伝導系異常が原因である。多くは一過性なので，術野の心筋電極を用いた一時ペーシングで対応する。

上室性不整脈

◎ 心房細動

心臓手術の際によくみられる。既往がある患者で発生しやすいが，ほかの原因として，術中の心房への機械的刺激(脱血管や逆行性心筋保護液注入カニューレの挿入，手術手技)により発生する。冠動脈バイパス術後や僧帽弁術後などで発症する頻度が高い。術中の心房細動は治療を必要としない場合が多いが，血行動態が不安定な場合，QRS波同期の電気的除細動が適応となる。

◎ 発作性上室性頻拍・心房頻拍

自動能亢進やリエントリー性によるものが多く，人工心肺離脱時に発症することが多い。心拍数コントロールにβ遮断薬，ベラパミルを投与する。

最後に，各薬物の投与方法，作用時間，副作用などを表2にまとめた。たくさんある循環作動薬，使い慣れることが大事である。病態に応じた使い方をマスターしてほしい。

（下出 典子）

文献

1. ウィキペディア，フリー百科事典 (https://ja.wikipedia.org/wiki/) (2018年8月6日閲覧)
2. Hoffman BB. Catecholamines, Sympathomimetic Drugs, and Adrenergic receptor antagonists. In : Hardman JG, Limbird LE, Gilman AG. Goodman & Gilman's The Pharmacological Basis of Therapeutics. 10th ed. New York : McGraw-Hill, 2001 : 225.
3. 佐伯幸子，松瀬厚人，中田裕子ほか．エピネフリンの頻回投与後にたこつぼ心筋障害を合併した気管支喘息の1例．日呼吸会誌 2006 ; 44 : 701-5.
4. Butterworth JF IV. Cardiovascular drugs. In : In: Hensley FA, Jr. et al. A Practical Approach to Cardiac Anesthesia 5th ed. Philadelphia; Lippincott Williams & Wilkins, 2013 : 23-88.
5. Holmes CL, Walley KR. Bad medicine : low-dose dopamine in the ICU. Chest 2003 ; 123 : 1266-75.
6. American Heart Association．American Heart Association 心肺蘇生と救急心血管治療のためのガイドラインアップデート 2015 ハイライト．https://eccguidelines.heart.org/wp-content/uploads/2015/10/2015-AHA-Guidelines-Highlights-Japanese.pdf (2018年8月6日閲覧)
7. Kerins DM, Robertson RM, Robertson D. Drugs used for the treatment of myocardial ischemia. In : Hardman JG, Limbird LE, Gilman AG. Goodman & Gilman's The Pharmacological Basis of Therapeutics. 10th ed. New York : McGraw-Hill, 2001 : 849.
8. Fleisher LA, Fleischmann KE, Auerbach AD, et al. 2014 ACC/AHA guideline on perioperative cardiovascular evaluation and management of patients undergoing noncardiac surgery : executive summary : a report of the American College of Cardiology/American Heart Association Task Force on Practice Guidelines. Circulation 2014 ; 130 : 2215-45.
9. 趙 成三．ホスホジエステラーゼⅢ阻害薬．In : 土田英明編．心血管作動薬．東京：克誠堂出版，2013 : 204-17.

コラム
心臓外科医から麻酔科医へお願いしたい10のこと

　私は1997年に北海道大学を卒業後，すぐに金沢大学第一外科に入局し，心臓血管外科を中心に研修を重ねました。2003年にドイツ・ハノーバー医科大学に留学し，2006年にハイデルベルク大学に勤務することとなりました。その後，上司の異動に伴い，2009年にイエナ大学に，同年デュッセルドルフ大学に異動となり，2014年の帰国まではデュッセルドルフ大学で准教授として勤務しました。デュッセルドルフ大学ではMICS手術，胸部大動脈手術，心移植の責任者でした。手術手技のみならず，麻酔管理も難しい分野でしたので，麻酔科医の皆さんには非常にたくさんのお願いをしてきました。2014年に着任した旭川医科大学の麻酔科医は非常に優秀で，常にこちらの要望を先取りして麻酔管理をしてもらい，お願いすることもほとんどなくなりました。

　今回は，昔を思い出しつつ，"神の手"には程遠いごく普通の心臓外科医である私から，麻酔科の先生にお願いしたいことを述べさせていただきます。

1．麻酔をかける

　旭川医科大学病院に勤務して4年以上がたちましたが，夜中の緊急手術であっても超重症症例であっても，麻酔管理を引き受けてもらえないために手術ができなかった，ということは一度もありません。ドイツにいたときもそうでしたので，これが当たり前のような感覚でしたが，聞けば日本のほかの病院ではこれが当たり前ではないようで，私は非常に恵まれていると感じます。若い方にはぜひ，麻酔を引き受ける麻酔科医になっていただきたいと願います。

2．患者の術前状態の把握

　われわれ心臓外科医にとって麻酔科医は共に難病に立ち向かうかけがえのないパートナーです。心臓外科医と同様に，しっかりと患者の術前状態を把握して闘いの場に臨んでください。例えば，大動脈弁置換術と一口に言っても，人工弁を入れるという最終的なゴールは一緒ですが，基礎疾患が狭窄症なのか閉鎖不全症なのかで術中管理は大きく違います。また，術前投与薬の把握も重要です。術中に徐脈となった際に，それが術前に投与されていたβ遮断薬の影響なのか，あるいは手術操作の影響なのかを推察して対処することが必要となるからです。また今日は，術前に抗凝固薬や抗血小板薬が投与されている症例は非常に多く，そのような薬物が術前に中止されていない，あるいは中止できない症例も多々あります。そのような場合は，術中の出血傾向をみて，血小板や新鮮凍結血漿（FFP）を多めに発注するといった止血戦略も必要となります。

3. 術野を見る

術中は血行動態をはじめ，いろいろなものがダイナミックに変化します．モニターや経食道心エコーの画面ばかりを見ず，術野を見て，そこから判断することが大切です．例えば，急に血圧が低下したとして，モニターのみを見ていると，昇圧薬投与やボリューム負荷に走りがちですが，実は術者が止血目的で大動脈基部を圧迫しており，そのための右冠動脈血流不全かもしれません．術者はモニターを見られないことが多いため，その場合に麻酔科医が一言注意するだけで問題は解決します．術中の出血の際も，術者から口頭で出血していることを伝えられて麻酔科医がボリューム負荷を行うのでは，対応がワンテンポ遅れます．麻酔科医が常に術野を見ていることで，安全性が向上します．

4. 麻酔管理の知識

心臓麻酔は最も難度の高い麻酔管理の一つと推察します．そのため，必要な知識も膨大なものになると思われます．質の高い手術を，外科医をはじめとするスタッフ皆と共に作り上げたいという情熱が麻酔科医として最も大切であるとは思いますが，その情熱も，豊富な知識に裏打ちされたものでなければプロとしては通用しません．学ぶべきことは非常に多いでしょうが，ぜひ最新の知識で武装し，手術室内での闘いに臨んでいただきたいと願います．

5. 経食道心エコーの技量

今日では経食道心エコー（TEE）なしでの心臓手術は考えられません．例えば，僧帽弁形成術の場合，3Dモデリングも含めた術直前の僧帽弁評価を含め，麻酔科医はどこをどう直すべきかのナビゲーターの役割を担います．また，時にSAM（僧帽弁の収縮期前方運動）が生じますが，ボリューム負荷やβ遮断薬投与などもTEEの所見にもとづいて行われますし，残存逆流（僧帽弁閉鎖不全）がある場合，second runが必要かどうか，またその場合はどこが問題となっていてどう対処すべきかなど，私は常に麻酔科医と相談しながら手術を進めます．心臓手術に臨む麻酔科医には，ぜひTEEに習熟していただきたいと願います．

6. 体外式ペーシングに関する知識

心臓手術では，一時的体外式ペースメーカを必要とすることが多々あります．私は基本的には全例で心房・心室にペーシングワイヤーを逢着します．心房の機能がない症例ではVVI，心房の機能があり洞調律が遅い場合にはAAI，心房の機能はあるが房室ブロックがある場合はDDD，2度房室ブロックがあり時にR波が脱落するが，基本的にはAペースVセンスでいけるときにはDVIなどを用いますが，止血時には電気メスを使用しますので，AOO，VOO，DOOなど，センシングをさせない機能への設定変更が必要となります．また，電圧を最大にあげてもノリが悪いときにはパルス幅を延ばすといった方法もあります．このような体外式ペーシングに関する知識ももっていただきたいと願います．

7. IABP，PCPSやECMOなど，機械的補助循環に関する知識

左室機能が悪くカテコールアミンのみでは対処できないときは，機械的補助循環が必要となりますが，適応を誤るとかえって事態を悪化させます．例えば，大動脈内バルーンパンピング（IABP）は心拍出量を20％程度上昇させ，冠血流も増やしますが，その代わりに収縮期血圧は下がります．全身性炎症反応症候群（SIRS）のような，末梢血管抵抗が低下した血行動態では，IABP使用により，かえってカテコールアミンの必要量が増えてしまう場合もあります．また，酸素化が悪く心機能がよい症例に対する大腿動脈送血での経皮的心肺補助（PCPS）の使用は，上半身の酸素化の改善

にはつながらず，静脈脱血静脈送血の膜型人工肺(ECMO)が正解となる場合もあります。このような，病態に応じた各種機械的補助循環についての知識をもっていただきたいと願います。

8. オーガナイザーとしての能力
心臓手術には，外科医，看護師，臨床工学技士，そして麻酔科医と，多職種大人数が参加します。麻酔科医は皆を束ねる司令塔です。野球でいえばキャッチャーであり，オーケストラでいえば指揮者です。手術室全体を俯瞰し，手術が円滑に進むように，時にはイニシアチブをとって，時には一歩引いたところからさりげなく，場をコントロールする器量が求められます。また，突然の大量出血など，緊急事態にも沈着冷静に，常に外科医とコミュニケーションをとりつつ対処する必要があります。

9. 外科医に対する共感
手術がうまく進めば外科医も麻酔科医も嬉しいものですが，時に難渋することがあります。そのような苦境時に，"○○病院の××先生はすごく手術がうまいのに"という発言は，外科医のモチベーションを非常に下げます。結婚式では，"健やかなるときも，病めるときも，互いを大切にしあうことを誓う"わけですが，心臓手術に臨む外科医と麻酔科医も同様です。互いに共感し，困難な状況こそ，共に闘う覚悟が必要になります。外科医への共感と共に闘う姿勢をもっていただきたいと願います。私も，麻酔科医に対する同志としての共感をもつことを誓います。

10. 術後経過に対する関心
麻酔科医は患者をICUに運ぶまで，という施設が多いのが実情ですが，本当に尊敬される麻酔科医は，その後も頻繁に患者を診に来ますし，もし状態が不安定であればベッドサイドにつきっきりになります。特に今の私の勤務先病院ではそのような麻酔科医ばかりで，その姿勢には感動すら覚えます。例えば，術中に入れたボリュームの多寡により術後の管理が変わるように，術中管理と術後ICU管理は本来連続性をもつべきです。術後経過をみて，初めて術中管理が最適なものであったかがわかるはずです。ですので，術後経過に対する関心をもっていただきたいと願います。

いろいろとお願いごとばかり書きましたが，私自身も麻酔科医からの要求にしっかりと応えられる技量と人間性を備えるべく，日々努力を重ねているところです。心臓外科医にとって，麻酔科医は共通の目的に立ち向かうかけがえのないパートナーです。お互いに仲良く，そして切磋琢磨しながら質の高い医療を提供したいと思っています。

（紙谷 寛之）

Part 2 各論
Section 1 開心術

第6章

心房中隔欠損症

あなどるなかれ，成人ASD

先天性心疾患は，新生児の1％にみられる。先天性心疾患の成人患者数は年々増加し，2000年頃から小児患者数を上回っている。中等度以上の重症先天性心疾患患者の治療成績が向上し，成人の中でも病勢の経過観察を要する中等度以上の患者比率が上昇している。

症例

52歳の女性。幼少期に心雑音から心精査を行い，心房中隔欠損症 atrial septal defect（ASD）と診断された。臨床症状がなく経過観察とされていたが，転居以降，受診が中断した。2～3年前から，労作時に息切れが出現していた。感冒罹患後に，咳嗽，喘鳴，呼吸苦が出現し受診。胸部X線写真上の心拡大，心雑音から循環器病院に紹介され，ASDによる心不全と診断された。Amplatzer septal occlude（ASO）による，ASDカテーテル閉鎖術目的に当院へ紹介された。

術前精査で心房中隔の欠損孔周縁不足から外科的手術の適応となった。術前の心不全治療で心不全のコントロールは良好であった。

ASDの自然経過

ASDは先天性心疾患の7％程度を占め，心室中隔欠損症（VSD）と並び非チアノーゼ疾患の代表である（コラム1）。幼少期に心不全から外科的手術となる場合もあるが，多くの患者は症状なく，経過観察とされる。また，小児期には診断されず成人することも多い。

無症状で経過したASD患者は30代ぐらいまでは健常に経過するが，その後は心不全が進み，未加療患者の生存率は急激に低下する[1]。このため，われわれ麻酔科医がかかわる成人ASD症例は，心房細動などの不整脈や心不全の合併が顕在化している症例が少なくない。また，片頭痛，脳梗塞の精査時や悪性腫瘍などの術前精査時に診断されることもある。40歳以上でも，手術により罹患率，死亡率は改善する。60歳以上になると，罹患率，死亡率への寄与は顕著ではないが，症状の改善が得られるとされる[2]。

ASDの解剖学的分類[*1]

ASDの欠損部位は以下の四つに分類されている（図1）。

二次孔欠損：約70～75％を占める。
一次孔欠損：約20％を占め，僧帽弁cleft，

[*1] 発生学的知識も時に必要となる。Kloeselらの心臓発生学の文献3）は一読をお勧めする。

コラム1

心室中隔欠損（VSD）との違い

心室中隔欠損 ventricular septal defects（VSD）は先天性心疾患の20～30％を占める代表的疾患である。小さなVSDは自然閉鎖を望むことができ，VSDの半数程度が自然閉鎖するとされる。大きなVSDは新生児から肺高血圧，心不全を呈し，乳児期に外科的閉鎖術となる場合も少なくない。生後6か月以降は自然閉鎖する可能性は低下し，5歳以降はほぼ望めない。心不全症状が重篤でなくても，発育不良が生じたりするので，中等度以上のVSDは2歳までに閉鎖すべきとされている。

ASDと異なり，小児期に診断がついていないVSD例は少ないとされている。手術を受けず成人に達するのは，肺高血圧がなく大動脈弁閉鎖不全が進行していない小さいVSD例，小児期に手術適応を外れたEisenmenger症候群例，小児期のVSD閉鎖術後の残存例，感染性心内膜炎発症例，Valsalva洞動脈瘤破裂が主とされており，成人ASD症例と比較すると多彩である。

肺高血圧がなく経過する小さいVSD症例は長期予後良好といわれている。成人でのVSD手術症例は，中等度大動脈弁閉鎖不全や肺血管抵抗が高い症例を含み重症例も少なくない。海外ではVSDへのカテーテル閉鎖術が行われているが，日本ではまだ未承認である。閉鎖栓の進歩により，いずれ広く行われると予測される。

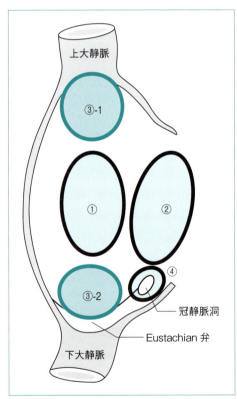

図1 ASDの分類（文献1より改変）
①二次孔欠損型
②一次孔欠損型
③-1 上静脈洞欠損型
③-2 下静脈洞欠損型
④冠静脈洞型

三尖弁疾患を合併することがある。

静脈洞欠損：約5～10％を占める。部分肺静脈還流異常 partial anomalous pulmonary venous return（PAPVR）の合併率が高い。上静脈洞欠損型と下静脈洞欠損型に分けることもある。

冠静脈洞型：1％以下とまれ。左上大静脈遺残 persistent left superior vena cava（PLSVC）の合併率が高い。

手術適応と術式

2017年度に改訂された成人先天性心疾患診療ガイドライン[4]に準じる（表1）。

手術適応について，実臨床ではボーダーライン上であることもしばしばある。肺血管抵抗の可逆性の判定が重要であり，Eisenmenger症候群（コラム2）と診断されると通常は手術適応とはならない。ただし，酸素投与や一酸化窒素（NO）吸入などの薬物投与による肺血管抵抗の低下は肺動脈の可逆性を示唆するため，最終的な判断は慎重に行う。一時的にASDをバルーンにて閉鎖し血行動態をチェックするバルーン閉鎖試験も手術適応の参考になる。

表1 ASDの手術適応

クラスⅠ
1. 症状の有無にかかわらず，右房・右室拡大を認めるような有意な左-右短絡（目安としてQp/Qs＞1.5）があり，PVR＜5 Wood単位の症例
2. 一次孔欠損型，静脈洞型，冠静脈洞型に対する外科的閉鎖術
3. 経皮的デバイス閉鎖術を行う場合，施設基準を満たした施設で，術者基準を満たした医師が施行する

クラスⅡa
1. 欠損孔の大きさにかかわらず，ASDによる奇異性塞栓症発症例または体位変換性低酸素血症（ortho-deoxia-platypnea）が証明された症例
2. デバイス閉鎖術に適した形態（38 mm未満で前縁以外の周囲縁が5 mm以上）の二次孔欠損型に対するデバイス閉鎖術
3. 同時手術を要するような合併症（中等度以上の三尖弁逆流や僧帽弁逆流，部分肺静脈還流異常など）を有する症例または デバイス閉鎖術が適さない形態を有する症例に対する外科的閉鎖術

クラスⅡb
1. PVR＞5 Wood単位であっても，肺動脈圧/体動脈圧＜2/3 またはPVR/体血管抵抗＜2/3で左-右短絡が証明された症例

クラスⅢ
1. 非可逆的PHで左-右短絡のない症例

日本循環器学会．成人先天性心疾患診療ガイドライン(2017年改訂版)．http://www.j-circ.or.jp/guideline/pdf/〔JCS2017_ichida_h.pdf(2018年8月閲覧)より〕
PH：肺高血圧症，PVR：肺血管抵抗，Qp/Qs：肺体血流比

コラム2

Eisenmenger症候群

左右シャントが長期に及ぶと徐々に肺血流量の増加が生じる。肺動脈に高い圧が持続的にかかると，これに伴う肺動脈の内膜肥厚，コンプライアンス低下が進行し，肺血管抵抗が上昇する。長期に及ぶことにより，肺動脈内膜はさらに肥厚し，ついには不可逆性の変化となる。これは末梢の肺動脈から生じるとされ，高い肺血管抵抗は右室負荷となり右室圧上昇，右室肥大となる。最終的には右室圧の上昇は左室圧を超える。

ASDでは最終的には，右房圧＞左房圧による右左シャントが生じる。Eisenmenger症候群では全身的な合併症を生じる。Eisenmenger症候群は基本的に内科的治療が中心となる。現在は，プロスタサイクリン，ボセンタンなどの薬物があり，長期生存も報告されている。肺移植も行われているが，欧米では5年生存率が約50％で不良である。一方，日本では，症例数が少ないが約80％である。

カテーテル治療

カテーテル治療は，現在，成人ASD疾患患者の治療の第一選択になりつつある（コメント）。特に二次孔欠損型はよい適応とされている。治療適応は「①欠損孔のバルーン伸展径が38 mm以下，②肺体血流比が1.5以上，③前縁を除く欠損孔周囲縁が5 mm以上あるもの，または④肺体血流比が1.5未満であっても心房中隔欠損に伴う心房性不整脈や奇異性塞栓症を合併するもの」[4]，とされている。

三尖弁閉鎖不全(TR)，僧帽弁閉鎖不全

コメント
安全性は高いも合併症に注意

ASDのカテーテル閉鎖による特異的な合併症としては，cardiac erosion，閉鎖栓の脱落，片頭痛などが起こる。発生率が0.1％とされたcardiac erosionは閉鎖栓のValsalva洞付近の圧迫により生じ，心破裂に至る重篤な合併症である。これは，欠損孔のサイジング，閉鎖栓選択を入念に検討することで発生頻度は減ってきている。合併症の頻度は少ないとはいえ，緊急手術となった場合の死亡率は高いとされており，施設基準からも十分なバックアップ体制が必須とされている。

(MR)合併例でもASDを閉鎖することで弁逆流の改善が得られるという報告もあり，全身状態を考慮して適応を検討する。心房細動，心房粗動などの上室性頻拍合併例では，カテーテルASD閉鎖術に先行してアブレーションを行う場合もある。最近では複数欠損孔への閉鎖術も行われている。

ASD閉鎖術の周術期管理

術前評価

◎ 問診
患者は体調の変化を心臓が原因と理解していないことが多い。例えば，前医からの紹介で既往歴に喘息と書かれ吸入薬が処方されていたりする。心不全に伴う症状か，本来の気管支喘息によるものかで周術期の対応は変わる。日常生活での活動性，負荷による耐容能の変化を病勢経過として追いながら把握する。時に質問のアプローチを変えながら，自覚していなかった患者の症状を読み取ることも大事である。

◎ 身体所見
一般的には，聴診にてⅡ音の固定性分裂，相対的三尖弁狭窄による胸骨左縁下部の拡張中期雑音，相対的肺動脈弁狭窄による駆出性収縮期雑音が聴取される。肺高血圧から双方向性のASD血流が生じるとチアノーゼの所見やばち指が観察される。

術前検査
先天性心疾患の術前画像評価は，経胸壁心エコー(TTE)，経食道心エコー(TEE)，心臓カテーテル検査が基本であろうが，近年ではCT, MRIの機能向上が著しく，多くの情報が得られる。

- **12誘導心電図**：右軸偏位，不完全右脚ブロック，心房細動などが比較的典型的な所見であるが，正常であることも少なくない。
- **胸部X線写真**：心胸郭比の拡大や肺血管陰影増強からASDの診断に至ることもある。
- **TTE**：ASDの非侵襲的評価の中心となる。欠損孔の位置，欠損孔の大きさ，左心機能，弁機能，右心機能，肺体血流比，四腔それぞれの大きさ，冠静脈洞など。ASDでは左室容量が小さいことがあり，ASD閉鎖後の循環動態に関係するため収縮力だけでなく大きさも重要である。
- **TEE**：術式の適応をみるためには，TEE, 3D-TEEによる欠損孔の大きさ，部位，欠損孔周縁(rim)の評価が重要である。PAPVRの診断にも，TTEより有用である。TEEは左房の診断力に優れており，4本の肺静脈が左房に還流していることを確認する。
- **CT**：形態的診断，冠動脈診断のために行われる。成人症例では血管の性状や他臓器の評価もできる。
- **MRI**：CT同様に形態的診断にも用いられるが，心機能や経時的な血流量を評価できることから，その有用性が高まっている。特に右心機能評価には有用とされている。
- **心臓カテーテル検査**：侵襲的検査ではあるが，ASDの評価には最も重要な検査である。右室圧，左室圧，肺動脈圧，肺血管抵抗，肺体血流比などが参考とされる。

注意すべき所見

◎ 右心機能はどうか？
ASDでは，その経過から右心系への容量負荷が進行すると右心不全に陥る。右心不全はASD閉鎖術後の循環動態にも大きく関与するため，その評価は重要である。右心機能評価の中心は心エコー(表2)とMRIである。心エコーによる右室収縮能の評価としては以下のものが代表とされている。

三尖弁輪部収縮期移動距離 tricuspid annular plane systolic excursion (TAPSE)：三尖弁輪の長軸方向の移動

距離を測定したものである。心尖部四腔断面像でMmodeにて測定する。

三尖弁輪部収縮期移動速度：組織ドプラ法での収縮期S′波の速度である。

Tei index：収縮能と拡張能の双方を示す。パルスドプラ法，組織ドプラ法のどちらでも測定できるが，組織ドプラ法のほうが高い測定値が出る。

fractional area change (FAC)：収縮期，拡張期の右室内腔面積の変化率を測定したものである。

いずれも比較的簡便に測定できるが，その評価はまだ定まっていないため注意が必要である。一方MRIは現在，右室機能評価のゴールドスタンダードとされているため，症例によって施行を検討すべきである。重症右心不全症例では，うっ血肝からの肝障害がみられることがあり，血液データの推移の評価も必要である。

◎ **心疾患以外の合併疾患**

成人先天性心疾患症例は手術時期がさまざまなため，糖尿病，腎機能障害，喫煙に伴う肺障害など，さまざまな既往疾患を有する場合があり，周術期管理のハードルを上げる。

本症例での術前評価のまとめ

TTEで二次孔欠損型のASDであり，中等度のTRが指摘された。TEEによる計測（図2，3）で大動脈側の欠損孔辺縁が狭くカテーテル治療は不適と判断された。肺静脈の還流異常はなく，PLSVCもなかった。また，自覚症状の経過と精査中のモニタリングから，発作性心房細動と診断された。術前カテーテル検査では，右室圧/拡張末期圧34/9 mmHg，肺動脈圧32/15 mmHg，左室圧/拡張末期圧108/11 mmHg，肺体血流比2.65，肺血管抵抗1.2 Wood単位であった。右室fractional area changeは48.5%で右心機能は保たれており，左室容量は正常下限であった。経過中の心不全

表2 右心機能評価

	異常値
右心腔計測	
右室基部径（cm）	>4.2
右室壁厚（cm）	>0.5
右室流出路短軸遠位内径（cm）	>2.7
右室流出路長軸近位内径（cm）	>3.3
右房径（長径）（cm）	>5.3
右房径（短径）（cm）	>4.4
右房拡張末期面積（cm²）	>18
右室収縮能	
三尖弁輪部収縮期移動距離（cm）	<1.6
三尖弁輪部収縮期移動速度（cm/秒）	<10
Tei index（パルスドプラ法）	>0.40
Tei index（組織ドプラ法）	>0.55
fractional area change（%）	<35
右室拡張能	
E/A比	<0.8または>2.1
E/e′比	>6
E波減速時間（ミリ秒）	<120

（文献5より）

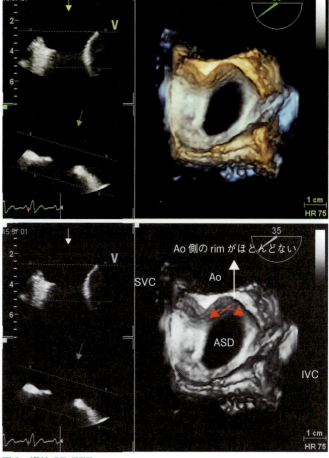

図2 術前3D-TEE

形成術が予定された。

麻酔計画

モニタリング

通常のモニタリングに加え，肺動脈カテーテルの留置には議論があろう。筆者らは，ASD手術では必要に応じて判断する。術前から右心負荷が強く三尖弁形成を伴う手術では術後心不全による循環管理を想定して肺動脈カテーテルを留置することも選択肢である。右心負荷が軽度で術後心機能もさほど問題が予想されない場合は，オキシメトリーセンサーのついた中心静脈カテーテル，動脈圧心拍出量のモニタリング，術中のTEEで十分かもしれない。また，低侵襲心臓手術 minimally invasive cardiac surgery(MICS)で行う場合も，肺動脈カテーテルは留置していない。術中はもちろん，術後も考慮した判断が必要である。

本症例では，心電図，末梢動脈血酸素飽和度(SpO_2)，非観血的動脈圧，観血的動脈圧，動脈圧心拍出量，中心静脈圧，内頸静脈酸素飽和度，TEE，局所脳組織酸素飽和度(rSO_2)，麻酔深度モニター，中枢温，末梢温，尿量を予定した。

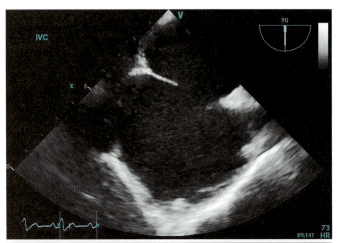
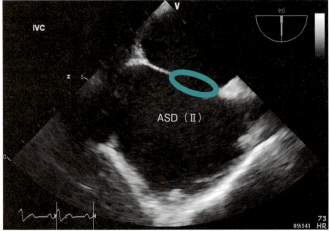

図3 術前TEE

表3 肺血管抵抗に影響を与える因子

肺血管抵抗上昇	肺血管抵抗低下
低酸素血症 高二酸化炭素血症 アシドーシス 気道内圧上昇，陽圧換気 高すぎる呼気終末陽圧(PEEP) 無気肺 高いヘマトクリット 疼痛 血管収縮薬	高濃度酸素 過換気 アルカローシス 自発呼吸 適切なPEEP 血管拡張薬 ・プロスタグランジン， ・プロスタサイクリン，ほか ドブタミン，ミルリノン 低いヘマトクリット 鎮静 一酸化窒素

治療で術前時にはBNP 83 pg/dLと低値で自覚症状も軽減し良好な全身状態であった。

以上から，本症例は胸骨正中切開での心房中隔パッチ閉鎖術，メイズ手術，三尖弁

手術の流れと麻酔管理のポイント

麻酔開始

麻酔法に制限はない。全静脈麻酔(TIVA)，吸入麻酔のどちらも選択肢となろう。当科は通常，開心術はTIVAで行っている。TCIポンプによるプロポフォール，レミフェンタニル，ロクロニウムにて導入，維持とした。挿管後の陽圧換気の反応性にも注意を要する。

単純なASD閉鎖術であれば，施設の方針により，小さい皮膚切開による胸骨正中切開，右開胸によるMICSなどいくつかの術式が行われている。各々の術式により準備が異なるので注意が必要である。

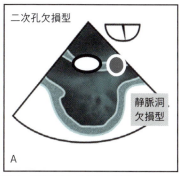 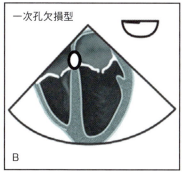 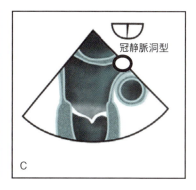

図4 TEEでのASDの描出(文献5をもとに作成)

MICS[*2]では，片肺換気の必要性，右内頸静脈からの脱血管挿入など，特殊な準備が必要となる。また，術後鎮痛を含めた区域麻酔の併用に関してもその施設で慣れた方法で行う。

◎ 体血管抵抗と肺血管抵抗のバランス調節が最重要

肺血管抵抗が低く右心不全のない症例では，維持酸素濃度は低いほうがいいだろうし，肺血管抵抗が高めの症例では必ずしも低い酸素濃度に設定する必要はない。各症例の状態により判断していく。通常のASDでは，さほど肺血管抵抗を意識せずに麻酔管理が可能であるが，重症例や他の先天性心疾患では重要となろう。肺血管抵抗を変動させる因子(表3)については常に意識しておきたい。

手術開始

人工心肺確立までの時間は短いが荒波が次々と押し寄せる。

今回は胸骨正中切開である。執刀時には麻酔深度を十分に保つことが重要である。重症例では，疼痛反応による体・肺血管抵抗増大が右心不全を悪化させ，血行動態が崩れる可能性がある。重症例では，予防的にミルリノンなど肺血管抵抗を下げる薬物を投与してもよいかもしれない。肺高血圧合併例ではNO吸入の準備も必要だ。

通常，脱血管は上大静脈(SVC)と下大静脈(IVC)の2本，送血管は上行大動脈となるが，MICSとなると脱血管のアプローチが異なり，PLSVCがあれば脱血管が追加となることがある。ASD症例では，右心系の拡大がみられることが多く，送脱血管の挿入時には術野の確保のため，右房や右室が強く圧排されることがある。この刺激により，血圧低下，発作性心房細動が誘発されることもあるため，術野の操作を注意深く観察する。慢性心房細動症例では，頻脈発作から血行動態が悪化する場合もあり，術者とのコミュニケーション能力が試される。血行動態不安定と判断されれば，送血管とSVCの脱血管が留置された時点で人工心肺を開始してもらう。

◎ 修復前のTEE所見

一般的な所見はもちろんのこと，それらに加えて，弁逆流の程度，欠損孔の位置と大きさ，血流方向，ほかの異常な血流の有無，推定肺動脈圧，冠静脈洞の位置と太さなどをチェックする。術前の情報と重ねながら確認しておく。

人工心肺確立までの時間はさほどなく，スムーズに要所を押さえた観察が求められる。TEEでは，ASDは中部食道四腔断面像(図4A)，中部食道上下大静脈断面像(図4B)，中部食道四腔断面(図4A)からプローブを下に向け三尖弁を描出した断面像(図4C)で確認する。

[*2] 第10章「僧帽弁閉鎖不全症に対するMICS」91ページ参照

人工心肺の開始と大動脈遮断

小さな ASD のため直接縫合のみという場合は，電気的に心室細動化し大動脈遮断をせず心内操作が行われることもある。一般的には，大動脈遮断，心停止とするが，その場合，心筋保護液投与は順行性と逆行性に行われる。前述の通り，PLSVC や PAPVR があると心筋保護液が冠静脈洞へ灌流することがあるため，それぞれ注意を要する。

大動脈遮断，心筋保護液注入が行われ心停止となると，脱血管のテーピングが絞められトータルバイパスとなる。トータルバイパス時はテーピングのずれや脱血管のずれが生じやすいため，適宜，人工心肺を担当する臨床工学技士と脱血不良がないことを確認し，脱血管(特に IVC 側)のずれや肝静脈との位置関係を TEE でチェックをする。肝静脈の合流部と脱血管の位置関係により，脱血管が肝静脈に迷入することがある。

メイズ手術：右房切開，欠損孔閉鎖，CO_2 ガスは？

開心時は心囊を CO_2 で満たすことで，後の心内残留空気による塞栓症を予防する。本症例では，メイズ手術[*3]を行いながら，右房切開後，心房中隔欠損孔を確認し，ダクロンによるパッチ閉鎖を行った。パッチを縫合し最後の縫合糸を結紮する直前に，肺加圧を行いながら左房から空気を抜く。この際には，体外循環中の呼吸停止により虚脱した肺をリクルートメントするつもりで行うとよい。

[*3] 第 11 章「メイズ手術」97 ページ参照

◎ 心房中隔欠損部位と刺激伝導系

VSD ほどではないが，ASD 閉鎖術でも欠損孔の部位により刺激伝導系に影響を及ぼす場合がある。上静脈洞欠損型では洞結節，冠静脈洞欠損型では房室結節の損傷やパッチのゆがみによる圧迫による房室ブロックが生じる場合があるので注意が必要である。

大動脈遮断解除

ASD が閉鎖され左心系のガス貯留が問題なければ，大動脈遮断解除となる。TR 症例では，三尖弁の術野での水テストによるチェックにて必要な形成が行われる。大動脈遮断解除後，すみやかに心拍が再開されれば，まずは一安心。体温，電解質など問題がないのに心拍が再開されなければ，まずはペーシングを開始し様子をみる。三尖弁の操作が終わるとあっという間に右房は閉じられる。脱血管のテーピングが解除されれば，パーシャルバイパスとなり，徐々に心腔内に血液が満たされ人工心肺離脱への助走が始まる。これと同時に，人工呼吸も再開する。通常，心不全，肺高血圧のない ASD 症例では，カテコールアミンの補助を必要としないことが多いが，TEE での心収縮評価，体血管抵抗や脈拍数などの全体的な評価を行い，必要な薬物を開始する。

◎ 2nd run の可能性

パッチ縫合部からの残存短絡や未閉鎖短絡，術前になかった TR，MR，大動脈弁閉鎖不全(AR)の出現は，程度により修復を要するため TEE にて念入りに評価することが必要である。VSD では遺残短絡のジェット幅が 2 mm 以上だと再修復を考慮すると報告[6]されているが，ASD は低圧系のためもう少し緩くてもよさそうである。肺動脈カテーテルが挿入されている場合には，SVC と右房での血液ガスサンプリングで短絡の程度を評価することも可能である。

人工心肺離脱

心腔内の空気(CO_2)が消失し，パッチからのリークの有無や心臓の収縮などのチェックをクリアしたら，離脱のイベント開始となる。心収縮が強くなるに従い，再度心腔内の空気が顕著になるため，経時的に観察を行う。パッチからのリークや弁逆流も同

様である。

本症例では 0.2 μg/kg/min のミルリノンの投与で容易に人工心肺から離脱した。

◎ 重症右心不全ならばどうするか？

術前から右心機能低下症例では，ASD 症例に限らず TR の修復後の循環管理は難しい。個々の症例に合った前負荷とカテコールアミン補助が必要となる。術前の評価で肺高血圧，肺血管抵抗が高い症例では，人工心肺離脱前より NO 吸入を考慮する。

冠静脈洞欠損型では，PLSVC の合併や形態により，冠静脈血が左房に灌流するような ASD 修復術となることがある。右左シャントとなるが，冠静脈血の血流量は多くないため，左房への静脈血灌流は全身の酸素化に関して問題にならないとされている。術前にみられない左房内への血流も術式に応じて判断することが重要である。

閉胸

閉胸頃には，心筋保護やプロタミンなどの薬物の影響も収まり，カテコールアミンなど投与薬物もある程度一定化し，各循環パラメータと循環動態が結びつくようになっているはずだ。術後管理の目安として，おおよその各イベント時パラメータ値を覚えておく。そして閉胸時の循環パラメータ値の変化も重要である。閉胸操作では，縦隔閉鎖や肺による縦隔の圧排による心臓の拡張能低下が生じ，低心機能症例では急激に血行動態が悪化することがある。低心機能症例ではゆっくり閉胸しながら血行動態の変動を観察する。変動が大きい場合は一度開胸してカテコールアミン投与にて循環動態を立て直してから再度トライする。血圧低下がさほどなくとも心係数(CI)や中心静脈血酸素飽和度($ScvO_2$)が低下する場合もあり，TEE で心筋の動きをチェックすることも重要である。

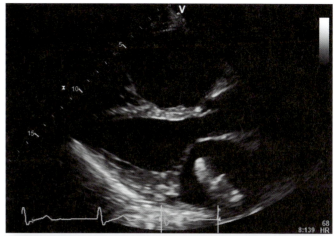
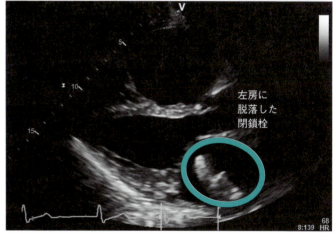

左房に脱落した閉鎖栓

図5　心房中隔閉塞栓の脱落

◎ 先を見据えて

周術期は，術中・術後と各疾患に応じてさまざまな合併症イベントが生じる可能性がある。ASD 周術期の合併症を見据えて，術中の患者の状態とやり取りし介入する。ASD の周術期に上室性頻脈，両心不全，腎不全などは重要な合併症であり，ランジオロールやカルペリチドの術中からの投与を検討してもいいだろう。

◎ 最後まで気を抜かない

当院では，開心術の術後は全例，集中治療室での抜管としている[*4]。閉胸後に術後採血を提出[*5]（ICU 入室頃に結果が出る）し，術後に胸・腹部の単純 X 線写真を撮影し，カテーテル，ドレーンの位置，無気肺や

[*4] 心機能良好例では手術室で抜管する施設もあろう。

[*5] ASD 手術では，通常無輸血手術となる。当院では，術後も麻酔科中心の集中治療チームが全身管理を行っている。入室直後より肉眼的な止血状況と客観的な血液データをもとに止血管理を行っているため，採血がこのタイミングとなっている。プロタミン投与後に ROTEM® や TEG® にて評価する施設もあろうが，ASD 手術では通常不要と考えている。

うっ血などの観察を行ってから，集中治療室へ移動する．移動時は十分な麻酔深度を得ていないと，ベッド移動時の体位変換刺激により急激な血圧上昇や頻脈が生じ循環動態が悪化したり，ドレーン出血を増加させたりすることがある．当院では術中より投与しているプロポフォールを継続し移動している．循環血液量不足も体位変換時の血行動態の変動要因である．移動時の低換気や呼気終末陽圧（PEEP）不足は無気肺の原因となり，肺動脈圧上昇の原因となり得る．これらへの対処もすべて含めて心臓麻酔である．

術後

ICU 入室後は，移動後の血行動態の観察，ドレーン出血を評価し，プロポフォールからデクスメデトミジンに鎮静を移行し，覚醒を待つ．覚醒に従い神経学的所見をチェックし抜管条件を満たせば抜管する．本症例では，入室後約 1 時間で抜管となった．術後の合併症も注意を払う．

成人先天性心疾患は奥深い

かつて ASD 閉鎖術は心臓外科医，麻酔科医がともに開心術デビュー戦ということも少なくなかった．しかしカテーテル治療が一般化し，開心術麻酔としての出会いは激減した．さらに単純な ASD 症例では MICS となり麻酔科医としての習熟が必要となった．胸骨正中切開の ASD 修復術はもはや単純な手術ではない．時にはカテーテル治療の合併症（図 5）に伴う ASD 修復術もある．それでも通常は，術中管理に難渋することはさほど多くないが，さまざま知識と経験も要する麻酔であろう．

〈片山 勝之，横山 健〉

文献

1. 赤木禎治．心房中隔欠損症．In：赤木禎治，伊藤浩編．成人先天性心疾患パーフェクトガイド．東京：文光堂，2015：124-30.
2. Geva T, Martins JD, Wald RM. Atrial septal defects. Lancet 2014；383：1921-32.
3. Kloesel B, DiNardo JA, Body SC. Cardiac embryology and molecular mechanisms of congenital heart disease: a primer for anesthesiologists. Anesth Analg 2016；123：551-69.
4. 市田蕗子ほか．成人先天性心疾患診療ガイドライン（2017 年改訂版）．http://www.j-circ.or.jp/guideline/pdf/JCS2017_ichida_h.pdf（2018 年 8 月閲覧）
5. Rudski LG, Lai WW, Afilalo J, et al. Guidelines for performing a comprehensive transesophageal echocardiographic examination: recommendations from the American Society of Echocardiography and the Society of Cardiovascular Anesthesiologists. J Am Soc Echocardiogr 2013；26：921-64.
6. Dodge-Khatami A, Knirsch W, Tomaske M, et al. Spontaneous closure of small residual ventricular septal defects after surgical repair. Ann Thorac Surg 2007；83：902-5.

第7章

大動脈弁狭窄症

血行動態の把握が周術期管理のカギ

大動脈弁狭窄症 aortic stenosis（AS）は成人弁膜症のなかで最も頻度が高い。高齢化が進む日本において，65歳以上の罹患率は2〜4%であり[1]，潜在患者数は50〜100万人と推定されている[2]。ASは症状が出現してしまうと予後が急激に悪化するため，症状のあるASでは可及的みやかに手術を行うことが基本となる。AS手術を確実に成功させるためには，心臓外科医による確実な手技だけではなく，麻酔科医がその病態生理を十分に理解し，より安全な周術期管理を実施することが必須である。

症例

76歳の女性。身長149 cm，体重51 kg。体表面積（BSA）1.43 m^2。胸部圧迫感を自覚して，当院を受診した。経胸壁心臓超音波検査（TTE）を施行したところ，明らかな左室局所壁運動異常は認めなかったが，左室駆出率（LVEF）は42%と低下していた。大動脈弁は三尖で，連続の式から求めた大動脈弁口面積0.49 cm^2，大動脈弁通過最高血流速度3.6 m/sec，平均圧較差32 mmHgであった。造影検査では冠動脈に有意な狭窄は認めなかった。

ASの病態生理

正常な大動脈弁の弁口面積は2.5〜3.0 cm^{2}程度であり，左室と大動脈間の圧較差が低くても血流は確保できる。大動脈二尖弁，リウマチ熱，動脈硬化などがあると，大動脈弁尖の肥厚，石灰化，癒合が生じ，弁の可動性低下と狭小化が起こる。左室の収縮が狭窄部の血流抵抗に勝るため，ASでは長期にわたる代償が成立する。しかし，抵抗に打ち勝って心拍出量を保つために，左室圧は徐々に増加していく。この慢性的な左室圧の増加は，左室を求心性に肥大させ，左室腔狭小化と左室コンプライアンス低下を引き起こす。

　ASは，上記の代償機構により無症状の期間が長く，その間に心臓の病的変化は進行していく。そして，弁口面積が1.0 cm^{2}以下になると症状（労作時の息切れ・動悸，狭心症，失神，心不全）が出現し始める。狭心症の出現からの平均余命は約5年，失神からは3〜4年，心不全からはわずか1〜2年である。狭心症は重症AS症例の約2/3に初発症状として出現する。これは，冠動脈疾患合併による心筋虚血以外に，左室心筋肥厚に伴う相対的冠血流減少でも生じるため，冠動脈疾患を合併していない症例でも起こる。

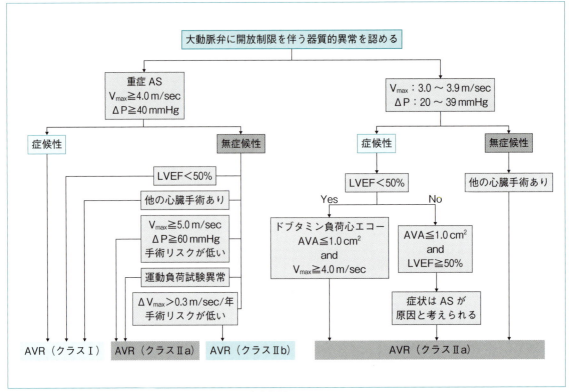

図1 ASに対する2014 AHA/ACCガイドライン治療指針
(Nishimura RA, et al. 2014 AHA/ACC guideline for the management of patients with valvular heart disease: executive summary: a report of the American College of Cardiology/American Heart Association Task Force on Practice Guidelines.J Am Coll Cardiol 2014 Jun 10;63(22):2438-88. Elsevier より)

表1 ASの重症度評価

	軽症	中等症	重症
大動脈弁通過最高血流速度(V_{max})(m/sec)	2.0〜2.9	3.0〜3.9	≧4.0
経大動脈弁平均圧較差(ΔP)(mmHg)	<20	20〜39	≧40
大動脈弁口面積(AVA)(cm²)	—	—	≦1.0
大動脈弁口面積係数(cm²/m²)	—	—	≦0.6

(文献3より,作成)

術前評価

治療方針・手術適応を決定するため,ASの重症度や症状の有無を評価する(図1)[3]。ASの重症度評価の指標として,米国心エコー学会 American Society of Echocardiography(ASE)は,大動脈弁通過最高血流速度(V_{max}),経大動脈弁平均圧較差(ΔP),連続の式による大動脈弁口面積(AVA)の計測を推奨している[4]。2014年のAHA/ACCガイドラインによるASの重症度判定基準を表1に示す[3]。しかし,実際の臨床では,弁口面積と圧較差による重症度評価に乖離を認める症例をよく経験する。本症例でも,弁口面積は0.49 cm²と重症ASであるのに対して,平均圧較差は32 mmHgと中等症ASであった。この乖離の原因は,測定誤差によるものと血行動態によるものがある。血行動態によるものはさらに,「弁口面積は小さくないが,圧較差は大きい」「弁口面積は小さいが,圧較差は小さい」に大別できる(図2)[5]。

弁口面積は小さくないが,圧較差は大きい

高心拍出状態や中等症以上の大動脈弁閉鎖不全症(AR)合併症例では,大動脈弁を通過する血流が増加するため,大動脈弁通過血流速度が増加し,圧較差が上昇する。また,体格の大きい症例では,弁口面積が大

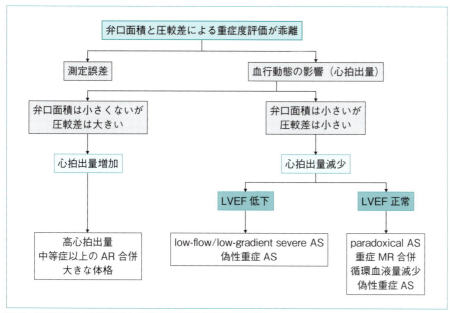

図2 弁口面積と圧較差による重症度評価が乖離する原因(文献5より,改変)

きく計測されることがある。

弁口面積は小さいが,圧較差は小さい
心拍出量が減少している症例で認められる。さらにLVEFが低下している症例と保たれている症例に分けられる。

◎ LVEFが低下している症例
1回心拍出量が低下することにより,大動脈弁を通過する血流が少なくなるため,重症ASがあっても圧較差が大きくならない。この病態(LVEF<50%,平均圧較差<40 mmHg,弁口面積≦1.0 cm^2)は,低流量・低圧較差・重症AS(low-flow/low-gradient severe AS with reduced LVEF)と呼ばれる。

◎ LVEFが保たれている症例
左室が高度求心性肥大により内腔が狭小化した症例では,LVEFが保たれていても1回心拍出量が少なく,重症ASであっても,圧較差が大きくならない。この病態(LVEF≧50%,平均圧較差<40 mmHg,弁口面積≦1.0 cm^2)は,奇異性大動脈弁狭窄症paradoxical ASと呼ばれる。paradoxical AS以外でも,重症僧帽弁閉鎖不全症(MR)合併症例や循環血液量減少症例では1回心拍出量が減少し,LVEFが保たれていても,圧較差は減少する。

◎ 偽性重症AS
ただし,安易に低流量・低圧較差・重症ASやparadoxical ASと診断してはならない。偽性重症ASの病態があるためである。偽性重症ASは,1回心拍出量低下により,大動脈弁が十分に開かないため,弁口面積を過小評価してしまい,中等症以下のASを重症ASと診断してしまう病態である。真の重症ASと偽性重症ASの鑑別には,ドブタミン負荷心エコー検査が有効である。ドブタミン負荷により,1回心拍出量が20%以上増加した際,弁口面積が1.0 cm^{2}以下であれば真の重症AS,弁口面積が1.0 cm^{2}以上であれば偽性重症ASと診断する。

表2 ASの循環管理のポイント

左室前負荷	↑
心拍数	→〜↓
心収縮力	→
体血管抵抗	↑
肺血管抵抗	→

本症例での術前評価のまとめ

TTEにより，大動脈弁の弁口面積は0.49 cm^2，大動脈弁通過最高血流速度は3.6 m/sec，平均圧較差は32 mmHgであった。「弁口面積は小さいが，圧較差は小さ」く，弁口面積と圧較差による重症度評価に乖離を認めた。LVEFが42％と低下しており，低流量・低圧較差・重症ASを疑い，ドブタミン負荷心エコー検査を施行した。1回心拍出量は24％増加し，弁口面積は0.62 cm^2，大動脈弁通過最高血流速度は4.8 m/sec，平均圧較差は46 mmHgとなり，真の重症ASと診断した。その他のTTE所見として，左室心筋の高度求心性肥大と弛緩障害型の左室拡張能障害を認めた。

症候性の低流量・低圧較差・重症ASはクラスIIaで大動脈弁置換術aortic valve replacement（AVR）の適応となる（図1）。本症例では狭心痛と考えられる胸部圧迫感があり，症候性の低流量・低圧較差・重症ASと診断し，生体弁によるAVRが予定された。

手術の流れと麻酔管理のポイント

麻酔導入

AS症例では，通常ほとんど問題にならない程度の麻酔薬による循環抑制や循環血液量減少により，容易に循環不全に陥る危険性がある。心停止をきたした場合，左室と大動脈間の高度な圧較差のため，胸骨圧迫は無効である。麻酔薬の効果発現時間と薬物相互作用をうまく使い，全身状態に合わせて麻酔薬の使用量を調節できれば，どの麻酔薬を使用しても問題はないが，より慎重な麻酔薬の投与と，早めの昇圧を心掛け，安定した血行動態を維持することが重要である。

ASの循環管理のポイントを表2に示す。

◎ 左室前負荷

左室コンプライアンスが低下しているため，正常の心拍出量を維持するためには，高い左室拡張末期圧，すなわち高い左室前負荷が必要になる。左室前負荷が低下すると，心拍出量は著しく低下してしまう。

◎ 心拍数

頻脈，徐脈ともに血行動態を悪化させる。頻脈は冠灌流を減少させ，徐脈は心拍出量を減少させる。ただし，多い心拍数（90 bpm以上）より，少ない心拍数（50〜60 bpm）のほうが，収縮期駆出時間が保たれるため好ましい。また，左室コンプライアンスが低下した症例では，心室充満への心房収縮の寄与が大きく，心拍出量の40％を占める場合がある。よって，正常洞調律を維持することが非常に重要となる。

◎ 心収縮力

β遮断薬などの心収縮力を抑制する薬物の使用は極力避ける。

◎ 体血管抵抗

左室の後負荷は，ほとんどが狭窄した弁の程度により決定されるため，体血管抵抗の増減が心拍出量に与える影響は少ない。すなわち，体血管抵抗が低下しても，心拍出量は増加せず，低血圧をまねいてしまう。ASでは，肥大した心筋と高い拡張末期圧のため，体血管抵抗の減少により心内膜下虚血が進行する危険性が高い。したがって，早めにα刺激薬の投与を行い，体血管抵抗の低下を回避する必要がある。

手術開始〜人工心肺開始

通常のAVRは，胸骨正中切開で施行する。胸骨正中切開は非常に強い侵襲刺激であり，十分な麻酔深度が必要である。また，鋸を使用する際は，肺実質の損傷を回避するために，一時的に換気を止め，肺を虚脱させる。心膜を切開し吊り上げ，上行大動脈と上下大静脈（2本脱血の場合）にテーピングと巾着縫合をした後，ヘパリンを投与する。ヘパリンの投与により，血圧と体血管抵抗は約10〜20％低下する[6,7]。これは，イオン化カルシウム濃度の低下によるものであるとの報告がある[6]。

ヘパリンを投与して3分後，はじめに大動脈に送血管を挿入する。送血管挿入時の大動脈解離の危険性を減らすために，収縮期圧を90〜100 mmHg程度にする。ヘパリン投与により血圧が約10〜20％低下することを考慮すると，ヘパリン投与直前の収縮期圧を110 mmHg程度に管理するとうまくいく。送血管内の気泡を除去し，人工心肺回路に接続したら，続いて脱血管を上下大静脈（1本脱血の場合は右房）に挿入する。脱血管挿入時，特に下大静脈への挿入時には，心臓の機械的圧迫や出血により，しばしば低血圧が生じる。そのため，送血管挿入直後から輸液負荷と昇圧薬で収縮期圧を120 mmHg程度に上昇させておくと低血圧を最大限に回避でき，円滑な人工心肺への移行が可能となる。

人工心肺を開始するまでに，経食道心エコー（TEE）で大動脈弁輪径とASの重症度を再評価する。ただし，AVR症例の人工心肺までの限られた時間で，ASの重症度を再評価しても，あまり新しい情報は得られない。大動脈弁の強い石灰化や弁尖の可動域制限，高速ジェットによる血液の乱流といった，それなりの重症ASの指標の有無をとりあえず確認する程度でいいだろう。人工心肺前は，ASの重症度評価よりも僧帽弁や左室壁運動の評価が重要である。大動脈弁と僧帽弁前尖は線維性の組織で連続している。そのため，AVRで僧帽弁前尖側に糸が深くかかった場合，僧帽弁前尖が引きつれて僧帽弁逆流が生じてしまう。また，手術操作や不適切な心筋保護により，人工心肺離脱後に局所壁運動異常が出現することがある。そのとき，僧帽弁逆流や左室壁運動異常が人工心肺前から存在したのか，新たに出現したものなのか，鑑別する必要があり，事前の評価をしておくことが重要である。そのほかに，左室肥大の程度，大動脈弓部・下行大動脈，左室拡張能などの評価も行っておく。

人工心肺開始後は，臨床工学技士と協力して適切な灌流圧の維持に努める。ASでは心筋保護が重要である。心筋保護液が確実にむらなく注入されていることを適宜確認する。

人工心肺離脱〜手術終了

人工心肺離脱直後の心機能は低下しており，カテコールアミンの投与が必要となる場合が多い。特にAS症例では，術前からの左室肥大と相まって，左室コンプライアンスの著しい低下を認める。そのため，必要十分な前負荷を維持し，さらに洞調律の維持，必要ならば心房あるいは房室順次ペーシングで心室の充満を促進することが重要となる。一般的に，離脱後30分程度で左室コンプライアンスは改善していき，心機能は1〜2時間ほどで術前値まで回復する。ASが解除されたことにより高血圧を呈し，降圧を必要とすることが多い。

TEEでは，人工弁機能と縫着完成度を評価する。人工弁機能は，弁尖の可動性，弁座内逆流 transvalvular leakage，経人工弁通過血流速度波形で評価する。人工弁では，少量の弁座内逆流は正常の所見であり，血栓予防にも寄与している。経人工弁通過血流のV_{max}は正常でも1.5 m/sec程度で，平均圧較差は2.5〜5.0 mmHgである。V_{max}が3 m/secより速い場合には，ASE[8]の人工弁狭窄評価アルゴリズム（図

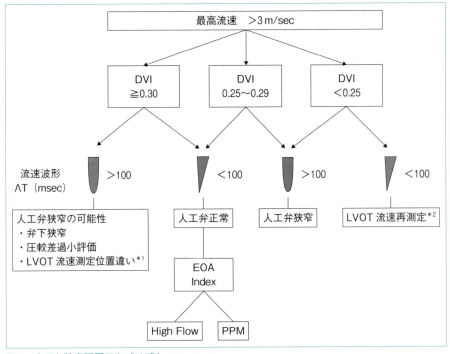

図3 人工弁狭窄評価アルゴリズム（文献8より）
AT：acceleration time，DVI：Doppler velocity index，EOA：effective orifice area，LVOT：left ventricular outflow tract，PPM：patient-prosthesis mismatch
＊1：サンプルボリュームが大動脈弁に近すぎる
＊2：サンプルボリュームが大動脈弁から遠すぎる

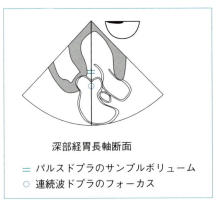

図4 血流速度の計測方法

3）に従って評価する。DVI（Doppler velocity index）は，左室流出路流速（V_{LVO}）/V_{max} として算出する。V_{LVO}，V_{max} を正確に測定するためには，血流とエコービームが平行（20°以内）になるようにする必要があるため，深部経胃長軸断面像を用いる（図4）。V_{LVO} はパルスドプラでサンプルボリュームを流出路におく。流速の速い V_{max} は連続波ドプラで計測する。AT（acceleration time）は，連続波ドプラの流速波形が V_{max} に達するまでの時間である。正常な波形と狭窄がある波形の例を図5示す。

縫着完成度の評価は，弁周囲逆流 perivalvular leakage が重要である。弁周囲逆流は sewing ring の外側からの逆流で，少量であれば，プロタミンの投与などにより早期に消失する可能性がある。しかし，大量の逆流は縫着不全の可能性があり，再度の体外循環の適応となる。そのほかに，僧帽弁逆流や局所壁運動異常の評価が重要である。

本症例のその後

本症例では，弁座内逆流，弁周囲逆流とも

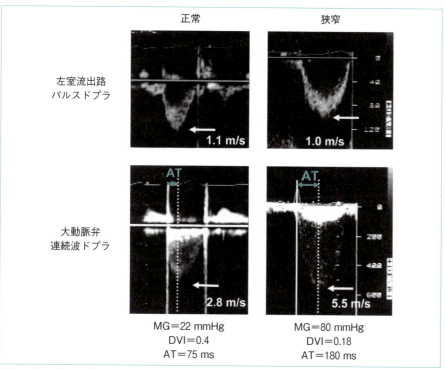

図5 パルスドプラ波（上）と組織ドプラ波（下）（文献8より）

に認めず，また，新たに出現した僧帽弁逆流や局所壁運動異常も認めなかった。しかし，経人工弁通過血流速度波形を解析したところ，V_{max} は 3.5 m/sec と速く，人工弁狭窄を疑い，ASE の人工弁狭窄評価アルゴリズムに従って評価した（図3）。V_{LVO} は 1.3 m/sec で，Doppler velocity index (DVI) は 1.3/3.5＝0.37 であった。流速波形における AT は 77 msec であり，人工弁は正常と診断した。

連続の式から求めた有効弁口面積 effective orifice area（EOA）は 1.27 cm² であり，有効弁口面積係数（EOAI）＝EOA/BSA ＝1.27/1.43 ≒ 0.88 となり，患者人工弁ミスマッチ patient-prosthesis mismatch (PPM)（臨床メモ）は否定し，経人工弁通

コラム

弁口面積の算出法

大動脈弁弁口面積の算出法は，プラニメトリ法と連続の式がある。

■ プラニメトリ法

断層法で弁の短軸像を描出し，開口部をトレースする。簡便であるが，弁尖の石灰化が高度な場合には正確にトレースができない症例がある。

■ 連続の式

連続した導管では，どの断面を通る血流量も常に一定であるという法則にもとづいて，以下の式で計算する。弁逆流があると不正確になってしまうため，逆流による影響を考慮する必要がある。

弁口面積(cm²)＝左室流出路時間速度積分値(cm)×左室流出路断面積(cm²)／大動脈弁時間速度積分値(cm)

連続の式で算出された弁口面積は大動脈弁直上の最小有効弁口面積となるため，プラニメトリ法で算出した解剖学的弁口面積より小さくなる傾向にある。

> **臨床メモ**
>
> **患者人工弁ミスマッチ patient-prosthesis mismatch(PPM)**
>
> 人工弁は体格に応じたサイズを選択する必要があり，EOAI が 0.85 cm²/m² 以上の人工弁が推奨されている．EOAI が 0.85 cm²/m² 以下の場合を PPM と呼ぶ．

過血流の V_{max} が速い原因として，高心拍出状態に起因するものと診断した．

手術は無事に終了し，ICU でカテコールアミンを漸減するに従い，経人工弁通過血流の V_{max} は低下していき，手術翌日には 1.5 m/sec と正常化した．

（遠山 裕樹，神田 浩嗣，国沢 卓之）

文献

1. Otto CM. Timing of aortic valve surgery. Heart 2000 ; 84 : 211-8.
2. Freeman RV, Otto CM. Spectrum of calcific aortic valve disease : pathogenesis, disease progression, and treatment strategies. Circulation 2005 ; 111 : 3316-26.
3. Nishimura RA, Otto CM, Bonow RO, et al. 2014 AHA/ACC guideline for the management of patients with valvular heart disease : executive summary : report of the American College of Cardiology/American Heart Association Task Force on practice guidelines. J Am Coll Cardiol 2014 ; 63 : 2438-88.
4. Baumgartner H, Hung J, Bermejo J, et al. Echocardiographic assessment of valve stenosis : EAE/ASE recommendations for clinical practice. J Am Soc Echocardiogr 2009 ; 22 : 1-23.
5. 水野麗子，大倉宏之. 大動脈弁狭窄の重症度評価. 心エコー 2015 ; 16 : 1196-202.
6. Seltzer JL, Gerson JI. Decrease in arterial pressure following heparin injection prior to cardiopulmonary bypass. Acta Anaesthesiol Scand 1979 ; 23 : 575-8.
7. Urban P, Scheidegger D, Buchmann B, et al. The hemodynamic effects of heparin and their relation to ionized calcium levels. J Thorac Cardiovasc Surg 1986 ; 91 : 303-6.
8. Zoghbi WA, Chambers JB, Dumesnil JG, et al. Recommendations for evaluation of prosthetic valves with echocardiography and doppler ultrasound. J Am Soc Echocardiogr 2009 ; 22 : 975-1014.

第8章

大動脈弁閉鎖不全症

過度の徐脈と拡張期圧低下を回避する

成人の大動脈弁閉鎖不全症 aortic regurgitation（AR）は，大動脈解離や感染性心内膜炎などを原因とする急性ARと，加齢に伴う変性などを原因とする慢性ARに分類される。本稿では主に慢性ARの疫学，病態生理，麻酔管理などについて詳述し，原因疾患と重症度によって麻酔管理が大きく影響される急性ARについては略述に留める。

症例

生来健康な52歳の男性。身長165 cm，体重65 kg。2年前に健康診断で心雑音を指摘され，近医循環器科を受診し，二尖弁による重度の大動脈弁閉鎖不全症（AR）および軽度の大動脈弁狭窄症（AS）と診断された。経過観察中に左室拡大の進行が認められたため，大動脈弁置換術が予定された。

疫学と自然経過

米国での調査[1]によると，慢性ARの有病率はおよそ0.5％である。弁膜症の主病変の中では大動脈弁狭窄症 aortic stenosis（AS）が最多で43％，次いで僧帽弁閉鎖不全症 mitral regurgitation（MR）が32％，その次にARが13％の症例でみられる[2]。慢性ARの病因は患者背景によって異なり，発展途上国ではリウマチ性心疾患が，先進国では大動脈基部の拡大，先天性二尖弁，石灰化病変などが多い[3]。

慢性ARの進行は通常緩徐であり，無症状の期間が長く続くが，患者によっては逆流の増加から重度のARへ進展し，次第に左室拡大と左室収縮機能低下が進行し，最終的には心不全に至る[4]。長期生存が見込めるか否かはARの重篤度のみならず，ARによる左室の構造的・機能的変化（remodeling）にも左右される。例えば，重度のARがあるにもかかわらず症状に乏しく，左室駆出率が50％以上で左室収縮末期径が45～50 mmの患者では，早期に心不全に進展するリスクが低いが，左室収縮機能低下や過拡張が生じ始めた患者では，心不全に進展するリスクが高い[4]。

病態生理

慢性AR

ARが軽度～中等度で（症例によっては重度でも）無症状で経過する間は，左室の容量は増加するものの，左室の遠心性肥大も同時に生じ，左室のコンプライアンスが増加するため，左室の拡張末期圧は上昇しにくい（図1）[5]。この時点では，心筋伸展による収縮力増加という代償機構が働いており，左室収縮力と1回心拍出量は保たれる。

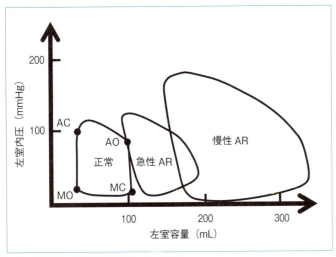

図1 左室圧-容量曲線(文献5より作成)
AC：大動脈弁閉鎖，AO：大動脈弁開放，MC：僧帽弁閉鎖，MO：僧帽弁開放

急性AR

大動脈解離などのために突然ARが生じると，拡大していない左室に急な容量過剰負荷が課されるため，左室拡張末期圧が急激に上昇し心拍出量が低下する(図1)[5]。これによって，左房，さらには肺静脈圧が上昇し，肺水腫をまねき得る。急性ARが生じた際には，心拍出量を維持するための代償機構として交感神経が緊張し，左室収縮力が増加するとともに頻脈が生じる。しかし，左室拡張終期容量の増加，駆出量(1回心拍出量＋逆流量)の増加，頻脈の組み合わせでも，正常な心拍出量(1回心拍出量×心拍数)を維持できず，左室機能の急激な悪化をまねくことになる。重症例では，左室拡張末期圧の急上昇による僧帽弁早期閉鎖や拡張期僧帽弁逆流も生じ得る。

ARが重度となり逆流量が大幅に増加した状態が持続すると，左室が過剰に拡大し代償機構も限界を超え，左室収縮力が低下し始めるとともに左室拡張末期圧も上昇し始める。左室拡張末期圧が20 mmHgを超えると，呼吸困難など，うっ血性心不全の症状が出現する。また，低心拍出量の症状として，全身倦怠感，四肢冷感などの症状も出現する。

1拍あたりの左室駆出量(1回心拍出量＋逆流量)が増加するため，収縮期圧は上昇する。拡張期には大動脈内の血液が左室へ逆流するため，重症例ほど拡張期圧が低下しゼロに近づく。すなわち，ARでは脈圧が増大するが，この所見は急性を含め，あらゆるARに共通する[4]。

慢性ARでは，遠心性肥大に伴い左室心筋重量(mass)は増加し，左室内径増大から左室壁緊張(tension)も増大するため，左室心筋の酸素消費量は増加する。徐脈になり拡張期時間が延長すると逆流量が増加し，拡張期圧がより低下する一方で，左室拡張末期圧はより上昇する。このため慢性ARでは，冠動脈疾患がなくても，特に徐脈時に左室への冠灌流が損なわれ，心筋虚血，狭心症を生じることがある。

ステージ分類(表1)[6]と手術適応

症候性の重度ARおよび無症候性ARの一部に対しては，大動脈弁手術，特に弁置換術が治療の中心となる。

左室収縮機能にかかわらず症候性の重度AR(ステージD)，左室収縮機能不全がある無症候性慢性重度AR(ステージC2)，他の適応で心臓手術を受ける重度ARには，大動脈弁手術が推奨される(recommended)。

左室駆出率は正常だが左室収縮末期径が50 mm，または体表面積あたりの左室収縮末期径が25 mm/m^{2}を超える無症候性重度AR(ステージC2)，左室駆出率は正常だが進行性の左室拡大がある無症候性重度AR，他の適応で心臓手術を受ける中等度AR(ステージB)は，大動脈弁手術の施行も考慮される(suggested)。

左室機能が正常な無症候性重度ARでは，ほかの心臓手術の適応がない限り，大動脈弁手術は勧められない。軽度から中等度のARでも，同様に手術は勧められない(not recommended)[4]。

表1 成人における慢性大動脈弁閉鎖不全症のステージ分類

ステージ	定義	血行動態	左室への影響	症候
A	ARのリスク	逆流なし	なし	なし
B	進行性AR	軽度〜中等度AR	正常収縮機能 正常左室容量または軽度左室拡大	なし
C	無症候性重度AR	重度AR	C1：左室駆出率≧50%かつ左室収縮末期径≦50 mm C2：左室駆出率<50%または左室収縮末期径>50 mmまたは体表面積あたりの左室収縮末期径>25 mm/m²	なし（症状がないか運動負荷テストを考慮）
D	症候性重度AR	重度AR	収縮機能は正常〜重度低下 拡張機能は中等度〜重度低下	労作性呼吸困難または狭心症または重度心不全症状

(Nishimura RA, et al. 2014 AHA/ACC guideline for the management of patients with valvular heart disease: executive summary: a report of the American College of Cardiology/American Heart Association Task Force on Practice Guidelines.J Am Coll Cardiol 2014 Jun 10;63(22):2438-88. Elsevierより抜粋)

本症例は，無症候性の慢性重度ARであった．左室拡大の進行が認められたことから，大動脈弁置換術が考慮された．

術前評価のポイント

症状

重症の慢性ARでみられる症状には，労作時の動悸・息切れ，狭心症，および心不全症状などがあるので，これらの症状の有無をチェックする．発作性夜間呼吸困難，起坐呼吸，肺水腫がみられる場合は，さらに重篤な心不全が存在すると考える．拡張期圧の低下により，狭心症は冠動脈疾患がなくても生じ得る．また，重症例では腹部大動脈の拡張期逆流を生じ得るが，狭心症および腸管虚血にもとづく腹部不快感が心拍数の減少する夜間に限って現れる可能性があるので，患者評価の際には留意する．

本症例のARは健康診断で偶発的に発見されたものであり，症状は伴わなかった．

身体所見

通常，手術が予定された時点でARと診断されており，麻酔科医が診断目的に診察する機会は少ないが，代表的な身体所見を以下に示す．

脈：脈圧が大きいことから典型的な大脈や速脈がみられ，Corrigan脈または水槌様脈water hammer pulse，反跳脈bounding pulseと呼ばれる[7]．

前胸部：左室拡大のために，側方かつ下方で心尖拍動が強く感じられる．上行大動脈の拡大のために，拍動や振戦が胸骨切痕で触れることがある．

聴診：漸減性の拡張期雑音はARの診断に有用であるが，急性ARでは逆流時間が短いためこれが聴取できないことがある[8]．Ⅰ音は減弱することが多いが，Ⅱ音は通常変化しない．左室駆出量の増加に伴い，相対的な左室流出路と大動脈弁の狭窄状態が生じ，収縮期駆出雑音も聴取される[7]．

検査所見

胸部X線写真：ARに特異的な所見はないが，心拡大や大動脈基部拡大の程度の評価，および呼吸困難の原因が不明の際のスクリーニング目的には有用である．重症ARでは，左下方への心拡大が特徴的である．本症例では心胸郭比は51%であり，心拡大は軽度であった．

心電図：ARの診断目的で心電図検査が行われることはないが，不整脈や心筋虚血の有無や頻脈の程度の把握には有用である．本症例の心電図所見は，洞調律，整，心拍数67 bpmで，ほかに異常所見はなかった．

表2 成人における慢性大動脈弁閉鎖不全症の重症度

指標	軽度	中等度	重度
逆流ジェット幅/LVOT幅	<25%	25〜64%	≧65%
Vena contracta	<3 mm	3〜6 mm	>6 mm
逆流量(mL/beat)	<30	30〜59	≧60
逆流率(%)	<30	30〜49	≧50
有効逆流弁口面積(cm²)	<0.10	0.10〜0.29	≧0.30
血管造影検査グレード	1+	2+	3+〜4+

(文献6より作成)
LVOT：左室流出路

心エコー：ARの診断と重症度評価(表2)には，通常は経胸壁心エコー(TTE)検査が用いられるが，良好な画像描出が困難な場合，経食道心エコー検査 transesophageal echocardiography(TEE)も施行される。心エコーの特徴的な所見を以下に示す。

・ARが必ず弁尖異常を伴うとは限らない。弁尖自体は正常でも，大動脈基部拡張に伴う弁尖接合不良によってARを生じる場合がある。弁尖の異常には肥厚，疣贅，石灰化，二尖弁，逸脱などがある。
・Valsalva洞はしばしば拡大している。上行大動脈が拡大することもある。
・僧帽弁前尖に向かう逆流により，前尖のflutteringが生じる。重度ARでは左室拡張末期圧増大により僧帽弁開口が制限されていることがある。
・ARの逆流ジェットの検出には，ドプラ心エコーが最も感度の高い非侵襲的検査である。
・慢性ARでは，左室収縮末期径・容量および左室拡張末期径・容量の増加がみられる[4]。

本症例は心エコー検査により，二尖弁，重度のAR，および軽度のASの存在が明らかになった。さらにARの偏心性逆流ジェットによる僧帽弁前尖のflutteringが認められた。左室は拡張末期径62 mm (正常値55 mm未満)，収縮末期径44 mm (正常値38 mm未満，体表面積あたりの収縮末期径26.3 mm/m²)と，拡大が認められ

た。左室駆出率は56%と比較的保たれていた。

心血管MRI：ARの重症度，左室の収縮期および拡張期容量の計測，および左室収縮機能の評価ができる。

心血管CT：主にASで，まれにARで施行される経カテーテル的大動脈弁植込み術 transcatheter aortic valve implantation (TAVI) 対象患者における大動脈弁輪径や弁輪-冠動脈入口部距離の計測，大動脈，弁尖，左室流出路の石灰化の評価などに有用である。

心血管造影検査：心エコー検査の普及に伴い，心血管造影検査の有用性は低下した。

麻酔管理

入室まで

術前の絶飲食の指示，および手術当日の内服薬の指示は，非心臓手術と同様に行う。重度のARでは，深い鎮静をもたらす前投薬は避けるべきである。当施設では，重症度にかかわらず心臓血管外科患者に入室前の鎮静薬の投与は行っていない。

急性ARを併発する急性大動脈解離に対しては，大動脈壁にかかる剪断応力 shear stress の軽減を優先してβ遮断薬が投与されることもある。しかし，それ以外の病因で生じる急性ARでは，代償的に生じる頻脈を抑えて低血圧をまねき得ることから，β遮断薬の投与は避けるべきである。

肺水腫を伴うような重篤な急性ARでは，

前投薬や麻酔薬投与後に循環虚脱に陥るリスクが高いが，AR症例における大動脈内バルーンパンピング使用は，拡張期のバルーン膨張によって逆流と左室拡大が増悪するため，相対的禁忌とされる。

麻酔導入とモニタリング

当施設の心臓血管外科症例では，麻酔導入前に浸潤麻酔を使用しつつ太め（16～18 G）の静脈路を確保し，橈骨動脈に20～22 Gのカニューレを留置する。この時点で，室内気自発呼吸下での動脈血液ガスと活性凝固時間 activated clotting time（ACT）を測定する。最重症症例では，麻酔導入前に中心静脈カテーテル，肺動脈カテーテルを挿入し，圧情報や混合静脈血酸素飽和度，心拍出量などをモニタリングしつつの麻酔導入も検討する。

通常例では，前酸素化を開始後，主に観血的動脈圧と心電図をモニターしつつ，フェンタニルとミダゾラムを少量ずつ静注し麻酔を導入している。

本症例では，フェンタニル500μg，ミダゾラム10 mgで就眠が得られたが，就眠不足の場合はさらにプロポフォール30 mg静注の予定であった。AR症例に限らず当施設の心臓大血管手術の麻酔では，喉頭展開時にリドカインスプレーを気管内に噴霧し，気管挿管時の血行動態変動の軽減を図っている。

心拍出量と全身酸素運搬を維持し逆流を軽減するために，慢性AR症例では一般的に，左室の前負荷と心拍数は高め（心拍数80～95 bpm）に維持する一方，後負荷は軽減を図る[5]。ただし，過度の拡張期動脈圧低下は避け，輸液過負荷による肺うっ血も避ける必要がある。徐脈は拡張期圧低下から左室への冠灌流を損なう恐れがあるため，低血圧を伴う徐脈は，エフェドリン，アトロピン，ドパミン，ドブタミン投与などで積極的に対処する。ただし本症例では，術前心拍数70 bpm以下で循環動態は安定しており，ASも合併していたため，心拍数70～80 bpmを管理目標とした。麻酔導入前から人工心肺開始まで，本症例では洞調律を維持できたが，不整脈により循環動態が不安定となる症例では，必要に応じて不整脈治療を行う。

本症例では，麻酔導入後に循環動態評価目的で，中心静脈・肺動脈カテーテル，TEEを使用した。本症例は比較的若いこともあり，手術刺激に対する循環動態変動を避ける目的で，手術開始前からレミフェンタニル0.5～0.8μg/kg/min，プロポフォール2 mg/kg/hrの持続静注を開始し，十分深い麻酔深度の達成を図った。このような麻酔維持法により，十分な後負荷軽減も達成されると思われる。深麻酔による低血圧と乏尿は十分な輸液負荷で予防する。エビデンスはないものの，当施設の心臓大血管手術の麻酔では，冠動脈の拡張と心室の前・後負荷軽減を目的としてニトログリセリン0.1～1μg/kg/hr，冠動脈拡張を目的としてニコランジル2～6 mg/hr，利尿と腎保護を目的としてカルペリチド0.01～0.1μg/kg/hrの持続投与をルーチンとしている。また，強心薬や血管収縮薬（ドパミン，ノルアドレナリン）をいつでも投与できるように，中心静脈カテーテルに接続する。抗菌薬は，本症例のように低リスク症例ではセファゾリン単剤，高リスク症例ではそれに加えてアルベカシンの2剤を投与することが多い。さらに，止血薬をルーチンで2剤（メナテトレノン製剤50 mgとトラネキサム酸4,000 mg）投与している。また，患者が比較的若く術前のヘモグロビン濃度が16.1 g/dLと高かったため，希釈式自己血800 mLを貯血し，同時に前負荷維持のために重炭酸リンゲル液の急速輸液を行った。

TEEのスクリーニング項目のうち，本症例は，まずARとASの重症度と弁の性状の評価（図2，表2）と大動脈弁輪径，Valsalva洞径，洞上行大動脈移行部径の

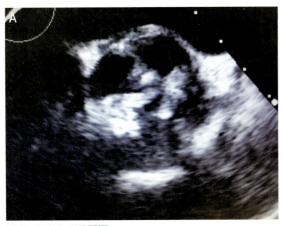
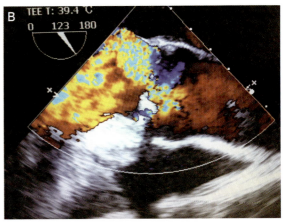

図2 TEE による評価
A. 大動脈弁短軸像で二尖弁が描出されている。
B. 大動脈弁閉鎖不全症があり，僧帽弁前尖方向へ偏心性のジェットが認められる。

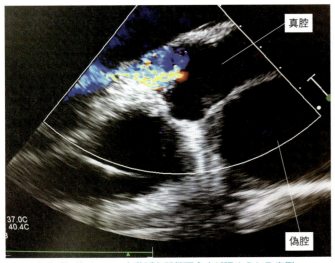

図3 大動脈解離があり，大動脈弁閉鎖不全症が認められる症例

計測を行う。次いで，ほかの弁膜症がないか，卵円孔開存がないかを検索し，肺動脈カテーテル先端位置の確認，左室壁運動・収縮能の評価を重点的に行った。重点的評価項目は弁疾患の種類によっても異なるが，急性 AR 症例では，AR の重症度を評価するとともに，心内膜炎，大動脈解離（図3）など，AR の病因となった疾患に特有の所見を確認する。

手術開始から人工心肺へ

本症例では，人工心肺 cardiopulmonary bypass（CPB）開始までレミフェンタニル 0.5〜0.7 μg/kg/min，プロポフォール 1.6〜2 mg/kg/hr の持続静注を行った。比較的高用量のレミフェンタニル投与を行うことで，プロポフォールの投与量が比較的低用量でも，bispectral index（BIS）値は 40 前後に維持された。年齢や術式にかかわらず，当施設の心臓血管麻酔においては，循環を安定させる目的で比較的高用量（0.5≧μg/kg/min）のレミフェンタニルを使用することが多い。

ヘパリン化・ACT 延長（>200 秒）確認後の大動脈送血管挿入は，当施設では Seldinger 法で施行されているため，大動脈弓部の TEE でガイドワイヤーの大動脈内挿入を確認した。以後，右心耳から挿入された二段式脱血管先端の下大静脈内挿入，左室ベントカニューレの左室内挿入，逆行性心筋保護液注入カニューレの冠静脈洞内挿入も TEE で確認した。なお，冠静脈洞内挿入は先端圧波形でも確認した。十分な ACT 延長（>400 秒）を確認後，CPB が開始された。

心筋保護と大動脈遮断

中等度以上の AR を有する患者では，心筋保護液の投与方法に工夫を要する。AR が

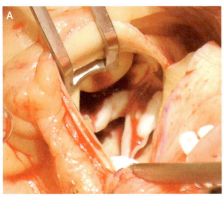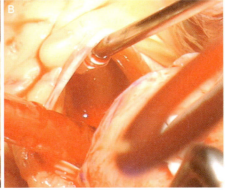

図4 選択的心筋保護液の注入
術野で左冠動脈入口部(A)と右冠動脈入口部(B)に、それぞれ選択的に心筋保護液を投与している。

ないか軽度なら、大動脈遮断後にルートベントカニューレからの順行性心筋保護液投与により確実な心停止が得られる。しかし、中等度以上のARの場合、心筋保護液は冠動脈よりむしろ左室内に流入し、心停止が得られない。したがって、順行性の心筋保護液投与を要する場合、大動脈遮断後に大動脈根部を切開し、左右の冠動脈入口部から直接選択的に心筋保護液を投与することが必要となる(図4、5)。この方法は、確実に心筋保護液を冠動脈内に投与できる利点を有する一方で、心筋保護液投与中は手術の進行が中断される欠点がある[9]。当施設のAR症例では、逆行性の心筋保護液投与が第一選択とされ、逆行性で十分な心停止が得られない場合や大動脈遮断時間がおおむね70分を超える場合に限って選択的順行性投与法が用いられる。本症例では、大動脈遮断後、逆行性心筋保護液投与で十分な心停止が得られたため、順行性投与は施行しなかった。

大動脈弁置換術では、患者の病的大動脈弁が切除され、弁輪径が計測された後、人工弁が逢着される。適応症例では、自己弁を温存する大動脈弁形成術も行われている。より非侵襲的な治療としてのTAVIは、ASでは普及したが、ARでの施行は限定的である[10]。

長期生存が見込まれる若年患者において

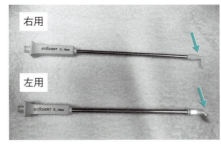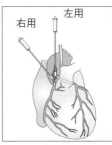

図5 心筋保護液を冠動脈に直接注入するための冠動脈カニューレ
上が右用、下が左用で、先端の角度がそれぞれ90°、135°である。

は、耐久性に優れる機械弁が選択されることが多いが、本症例は本人の強い希望により、術後の長期抗凝固療法を要しない生体弁による大動脈弁置換術が施行された。

人工心肺離脱

弁置換と大動脈切開部の修復後、左心腔内と上行大動脈内から空気の十分な除去を図る。CPB離脱前にTEEを用いて、置換された弁の機能と弁内および弁周囲リークの有無を短軸像と長軸像で評価する。この際、弁内リークの有無と性状が生体弁と機械弁でまったく異なることは認識しておく必要がある。さらに、左室収縮の良否を判定し、強心薬を使う必要があるかと投与量を検討する。

弁手術、特に大動脈弁置換術を受ける患者では、術後の房室ブロックのリスクがあり、心外膜ペーシングワイヤーを装着し、

CPB後の安定した心リズムを得る。本症例では人工弁機能異常やリークはなかった。また，左室の収縮も比較的良好だった。肺動脈圧とTEE所見を指標に十分な前負荷を確保しつつCPBからの離脱を図った。低用量ドパミン（3μg/kg/min）投与下，CPBからの離脱は比較的容易だった。ただし，術前から左室収縮力低下が著しいAR症例では，より高用量かつ複数の強心薬を要するのが一般的であり，まれながら大動脈内バルーンパンピングも必要となる。

　CPB離脱後にヘパリンはプロタミンで中和した。本症例では，同種血輸血は必要なかった。CPB離脱後に心室頻拍を生じたが，リドカイン50mg，ランジオロール5～10μg/kg/min，アミオダロン25mg/hrの投与で消失した。閉胸前には，左右の胸腔内体液貯留は認めなかった。術後早期の鎮痛目的で，閉胸開始時から麻酔終了時にかけてフェンタニル合計500μgを分割静注し，同時にレミフェンタニルの持続投与量を漸減し投与を終了した。手術終了後，プロポフォール2mg/kg/hrの持続静注を継続しつつ，患者は未覚醒，挿管のまま集中治療室へ搬送された。麻酔時間252分，手術時間188分，人工心肺時間103分，大動脈遮断時間74分だった。

術後管理と術後経過

大動脈弁置換術後，左室拡張末期圧と容量はすみやかに低下するが，左室の遠心性肥大は持続する。拡大した左室の充満を維持するために前負荷を高めに維持する必要がある。

　患者は術後5時間で抜管され，術後2日目に集中治療室から一般病棟へ移動した。術後経過は順調で，術後8日目に退院した。

（石川　晴士，林田　眞和）

文　献

1. Nkomo VT, Gardin JM, Skelton TN, et al. Burden of valvular heart diseases: a population-based study. Lancet 2006 ; 368 : 1005-11.
2. Iung B, Baron G, Butchart EG, et al. A prospective survey of patients with valvular heart disease in Europe: The Euro Heart Survey on Valvular Heart Disease. Eur Heart J 2003 ; 24 : 1231-43.
3. Enriquez-Sarano M, Tajik AJ. Clinical practice. Aortic regurgitation. N Engl J Med 2004 ; 351 : 1539-46.
4. Gaasch WH. Natural history and management of chronic aortic regurgitation in adults. 2018 UpToDate.
5. Townsley MM, Martin DE. Anesthetic management for the Jurgical treatment of valvular heart disease. In: Hensley FA, Jr. et al. A practical approach to cardiac anesthesia, 5th ed. Philadelphia : Lippincott Williams & Wilkins, 2013 : 319-58.
6. Nishimura RA, Otto CM, Bonow RO, et al. 2014 AHA/ACC guideline for the management of patients with valvular heart disease: executire summary. a report of the American College of Cardiology/American Heart Association Task Force on Practice Guidelines. J Am Coll Cardiol 2014 ; 63 : 2438-88.
7. 磯部光章．心臓弁膜症の身体所見の取り方．日内会誌 2016 ; 105 : 184-191.
8. 伊藤　浩．大動脈弁膜症．In：福井次矢，髙木　誠，小室一成編．今日の治療指針2018年版web電子版．東京：医学書院，2018.
9. Entwistle JWC III, Wechsler AS. Intraoperative myocardial protection. In: Hensley FA, Jr. et al. A practical approach to cardiac anesthesia, 3rd ed., Philadelphia : Lippincott Williams & Wilkins, 2003 : 574-92.
10. Zhu D, Hu J, Meng W, Guo Y. Successful transcatheter aortic valve implantation for pure aortic regurgitation using a new second generation self-expanding J-Valve™ system ― the first in-man implantation. Heart Lung Circ 2015 ; 24 : 411-4.

第9章

僧帽弁閉鎖不全症に対する弁形成術

経食道心エコーで弁形成術や合併症に対応

僧帽弁閉鎖不全症 mitral regurgitation（MR）は，原因として粘液変性に伴う弁尖逸脱が最も多い。僧帽弁自体に原因がある一次性と左室拡大に伴って生じる二次性がある。心筋梗塞後の虚血性 MR は予後を悪化させるといわれている。MR があると左室駆出率（LVEF）は過大評価されやすいので注意が必要である。弁逆流の重症度とその機序を診断するうえで，また，修復後，特に，弁形成術後の僧帽弁や心機能を評価するうえで，経食道心エコー（TEE）検査が有用である。

症例

66歳の女性。身長152cm，体重50kg。健診で見つかった MR に対して弁形成術が予定された。LVEF は57%，冠動脈に有意狭窄はなかった。

麻酔導入後の TEE では僧帽弁後尖の腱索断裂による僧帽弁逆流を認め，肺動脈圧は26/12（平均17）mmHg であった。上行大動脈および上下大静脈にカニューレを挿入し，人工心肺下で弁尖形成術，弁輪形成術が行われた。

人工心肺離脱時は，僧帽弁前尖の収縮期前方運動 systolic anterior motion（SAM）の発生を防ぐため，カテコールアミンとしてはノルアドレナリン 0.1μg/kg/min のみを投与した。TEE では残存逆流，SAM発生はなく，血行動態に問題がないことを確認後，プロタミンを投与してヘパリンを拮抗した。人工心肺離脱後の LVEF は47%に低下していたため，ドパミン 3μg/kg/min，ドブタミン 3μg/kg/min で左室収縮力を維持し，挿管したまま ICU に収容した。

MR の原因

MR は，僧帽弁尖の構造異常だけでなく，僧帽弁支持組織の異常，左室の構造変化によっても生じる（表1）。原因として最も多いのは，粘液変性に伴う弁尖逸脱である。僧帽弁（弁尖，弁輪，腱索，乳頭筋）の器質的な異常により MR が出現する場合を一次性 MR，僧帽弁自体は正常であるが，心筋梗塞，拡張型心筋症，大動脈弁逆流症に伴う左室拡大によって，乳頭筋が外側へ移動し，弁尖を牽引（tethering）することで MR が出現する場合を二次性 MR という。

表1　僧帽弁閉鎖不全症の原因

弁尖の構造異常	加齢による粘液変性，感染性心内膜炎，リウマチ性変化
弁下部組織の障害	腱索の断裂や延長短縮，乳頭筋機能不全
虚血性・拡張型心筋症	弁輪拡大，左室拡大，左室機能不全
先天異常	僧帽弁裂隙

病態生理

一次性MRでは，左室の容量負荷，左室後負荷の減少，左房圧の上昇がみられる。慢性に進行すると，左心系が拡張することで容量負荷を代償し，左室拡張末期圧が比較的正常に保たれる。低圧系の左房に逆流血が駆出されることにより，左室にとっての後負荷は低い状態で経過し，MRでの"正常"LVEFは，実際の左心機能に比べ10％程度高く，70％程度と考えられている[1]。LVEFが60％に低下するか，左室収縮末期径が40 mm以上になったときには，左心機能障害が始まっていると考えられる[2]。長期の経過で代償機構が破綻すると，左室拡張末期圧上昇から左心不全が生じ，肺高血圧が起こる。

二次性MRでは，原疾患による予備能の低下により代償機転が生じにくい。心筋梗塞後に虚血性MRを合併すると，予後が有意に悪化する[3]。虚血性MRでは，弁輪拡大や壁運動異常だけでなく，リモデリングに伴う乳頭筋の位置変化により，腱索が弁尖を牽引することも影響している[4]。弁尖の可動性にもとづくMRの分類としてCarpentier分類がある（図1）。

MRの手術適応

本症例は，無症状の慢性の一次性MRであるが，LVEFが60％以下に低下しており，米国のAHA/ACC弁疾患患者管理ガイドライン2014[2]では手術が推奨される（クラスⅠ，B）。日本循環器学会の僧帽弁閉鎖不全症のガイドライン[5]においても，左室の機能不全が進行し始めた患者では症状の有無にかかわらず，心機能を可能なかぎり温存する弁形成術が望ましいとしている。

コラム

僧帽弁狭窄症

成人でみられる僧帽弁狭窄症 mitral stenosis（MS）は，多くの場合，小児期のリウマチ熱が原因である。リウマチ熱はA群溶連菌感染に続いて起こる自己免疫疾患で，溶連菌に対して作られた抗体が弁膜組織にも交差反応を起こし心内膜炎を引き起こす。その後遺症として弁交連の癒着と弁尖の石灰化が進み，僧帽弁口の狭小化による左房左室間の血液流入障害をきたす（図A）。

以前はリウマチ性がほとんどを占めていたが，日本ではリウマチ熱自体がまれな疾患になったため，典型的なリウマチ性MSは非常に少ない。リウマチ性の場合には大動脈弁をはじめとした他の弁にも病変が及んでいることが多く，その場合には連合弁膜症の様相を呈する。慢性的な左房圧の上昇は肺高血圧やそれに伴う心房細動，三尖弁逆流，右心不全の原因となる。治療には僧帽弁置換術やカテーテルによる経皮経静脈的僧帽弁交連切開術 percutaneous transvenous mitral commissurotomy（PTMC）がある。

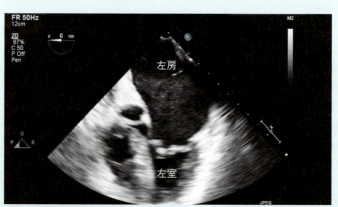

図A 僧帽弁狭窄症のTEE所見
特徴的な所見は，巨大な左房と小さな左室，弁交連癒着と前尖のドーミング形成，弁尖と腱索の肥厚短縮，左房内のもやもやエコーである。

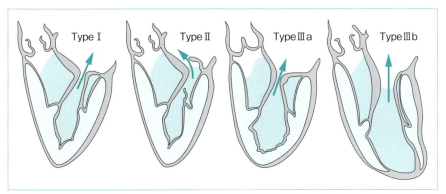

図1 Carpentier 分類(真鍋晋. 僧帽弁手術. Intensivlst 2015;7:737 より)
Type I：正常な弁尖，弁輪の拡大(心房細動などによる)
Type II：弁尖の逸脱(最も多い)
Type IIIa：拡張期も収縮期も弁尖の動きが制限(リウマチ性心疾患)
Type IIIb：収縮期に弁尖の動きが制限(拡張型心筋症や虚血性心筋症)

形成か置換か

弁形成術には，病変部位の弁尖を切除縫合する弁尖形成術，拡張した弁輪を縫縮する弁輪形成術，人工腱索を移植して両弁尖の高さを合わせる腱索再建術の3種類がある。後尖(特にP2)の逸脱病変は，手技が比較的容易であり，弁形成術が選択されることが多い。前尖の病変，弁尖の石灰化や硬化が強い病変では形成術が困難になる。

弁形成術が困難な場合には，機械弁あるいは生体弁を用いた人工弁置換術となる。機械弁は耐久性に優れるが，生涯にわたる抗凝固療法が必要となる。生体弁は抗血栓性に優れるが，15年程度で劣化による弁機能不全を生じる。弁下組織の連続性を保つことが術後心機能に有利であり，術前から心機能が低下している症例では弁置換術でも腱索を温存する方法が推奨される[6]。

弁形成術は耐久性に優れるため長期予後にも優れ，抗凝固療法が軽減されることから術後QOLの改善も期待できる。このため，可能なかぎり弁形成術が選択される。

MR 患者の術前所見

慢性に進行すると代償機転が働くことで肺うっ血もきたさないことから，自覚症状が比較的少ない。経胸壁心臓超音波検査で逆流の重症度，逆流部位とメカニズム，心室の大きさや機能を評価する(表2)。LVEF が正常下限にまで低下している場合，術後に心機能障害が悪化する危険性が高い[7]。重症例では，肺動脈圧の上昇を介して右心系の拡大と三尖弁逆流を認める。一次性MR では僧帽弁の形態，二次性MR では逆流をきたす冠動脈疾患や心筋症などに注意を払う。

本症例は，僧帽弁後尖の腱索断裂による一次性のMR であり，無症候性ではあったが左心機能が軽度低下していた。術後も左室収縮力維持のためにカテコールアミンが必要であった。

MR 患者の循環管理の方針

後負荷上昇と肺高血圧を避けること，心収縮力を維持することが基本となる。左房圧の上昇と肺血管抵抗の上昇により，肺高血圧が生じる。

表2 僧帽弁閉鎖不全症患者の術前所見

聴診	心尖部収縮期雑音
胸部X線写真	心陰影拡大，肺うっ血
心電図	左房負荷，心房細動
心臓超音波	僧帽弁逆流，心拡大

表3 TEEでの主な評価項目

弁尖の構造	肥厚，硬化，短縮，石灰化
弁尖の接合	面，点
逆流原因	弁尖逸脱，弁輪拡大，tethering，穿孔
逆流ジェット	重症度，部位，方向
腱索の性状	肥厚，硬化，短縮，石灰化，断裂
弁輪の性状	石灰化，弁輪径
乳頭筋の性状	機能不全，石灰化
左室機能	壁運動，心腔の大きさ
tethering評価	tetheringの深さ，面積，前尖や後尖の角度[8]
SAM危険因子	心室中隔肥大，AL/PL比，C-sept
その他	左心耳血栓，弁輪回旋枝間距離

AL/PL比：前尖と後尖の長さの比，C-sept：弁尖の接合点と中隔の距離

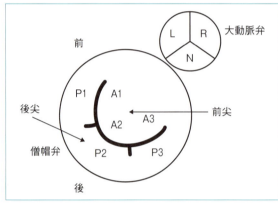

図2 僧帽弁の命名分類法（Carpentier分類）(文献9より作成)
左房側からみた僧帽弁を大動脈弁との関係とともに示す．僧帽弁の後尖の三つのscallopをP1，P2，P3と定義し，対応する前尖もA1，A2，A3と定義している．

左室前負荷：過剰になると左心系拡張により弁輪が拡大し逆流量が増加する．輸液負荷に対する反応を評価しながら，適切な前負荷を維持する．

左室後負荷：体血管抵抗が増大すると逆流量が増加し，順行性の拍出が減少する．麻酔薬や血管拡張薬により適切な後負荷を維持する．

心拍数：徐脈では左室容量・逆流量が増加し，順行性の拍出が減少する．心拍数は正常から高めで維持する．

心収縮力：収縮力を高めることで順行性の拍出を促進し，僧帽弁輪を収縮させて逆流量を軽減させる．

肺血管抵抗：高二酸化炭素血症，低酸素血症，アシドーシスを防ぎ，肺血管抵抗上昇を避ける．

MR患者の術中管理の実際

胸骨正中切開による僧帽弁手術では，上行大動脈および上下大静脈にカニューレを挿入する人工心肺下で行われる．

人工心肺前〜中の循環管理

術前に利尿薬などで厳密な水分管理が行われていることが多いため，麻酔導入時に血圧低下を認めることがある．適切な前負荷を維持すると同時に，カテコールアミンにより心収縮力の調整を行う．不十分な麻酔深度での気管挿管は，急激に血圧を上昇させ，逆流量を増加させ，肺水腫をきたすことがある．気管挿管時の刺激による血行動態変化を軽減するために，声門周囲にリドカインを噴霧する．

麻酔維持として，セボフルラン1%前後の吸入を行い，フェンタニルは総量20〜30μg/kg程度で必要に応じてレミフェンタニルを併用する．十分量のフェンタニルを投与し，ニトログリセリン0.5〜1μg/kg/minの持続投与を行うことで後負荷を軽減する．

心機能低下から肺高血圧をきたしている症例では，軽度過換気を行い，ドブタミンやホスホジエステラーゼ（PDE）III阻害薬を併用する．

肺動脈カテーテルで得られる心拍出量や混合静脈血酸素飽和度を指標に，循環管理を行う．肺動脈圧を前負荷の指標とするとともに，不十分な麻酔深度，左室虚血や肺動脈血管収縮による肺高血圧症を早期に診断する．

人工心肺中の麻酔維持はミダゾラムやプロポフォールで行う．灌流圧50〜80mmHgを維持するように，フェニレフリンやノルアドレナリンを適宜投与する．灌

流圧の維持が困難な場合には，血管拡張薬や静脈麻酔薬を減量する．

TEE

術中 TEE により，弁逆流の重症度と機序を診断し，弁尖全体の形態評価を行う(表 3)．僧帽弁の命名分類法(図 2)[9)]を参考に，僧帽弁交連断面，僧帽弁長軸断面，僧帽弁短軸断面で僧帽弁全体を評価する(図 3)．この評価は，僧帽弁形成術か弁置換術か，またはどのような形成術が必要になるかという術式の予測，さらに形成術後に逆流が残存した場合の原因検索に重要な役割を果たす．ただし，逆流量は前負荷，後負荷，心収縮力の影響を受けるため，適切な容量負荷とカテコールアミン投与下で行う必要がある．

両側交連部径と，それに直交する前後径の計測は，人工リングや人工弁のサイズを決定するうえで有用である．弁輪の石灰化(後尖側に多くみられる)が強い場合(図 4)は左室破裂や弁周囲逆流の要因となり，僧帽弁輪から回旋枝までの距離が短い場合(図 5)には回旋枝を損傷する要因となるため，術者に伝えておく必要がある．心房細動を合併している場合には，左心耳の血栓の有無についても併せて評価する．

◎ SAM

SAM は，僧帽弁形成術施行患者の5〜10%にみられるといわれる[10)]．収縮期に僧帽弁前尖が前方に移動して左室流出路狭窄をきたし，高度低血圧となる(図 6)．危険因子[11)]は，①長い後尖，②小さい左室，③心室中隔肥大，④小さめの人工弁輪使用，である．

麻酔導入後の僧帽弁評価により，これらの危険因子があればカテコールアミンの投与を控えめにして，十分な容量負荷を行いながら人工心肺から離脱する．

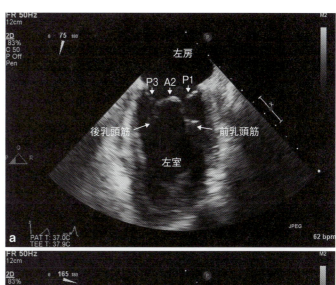

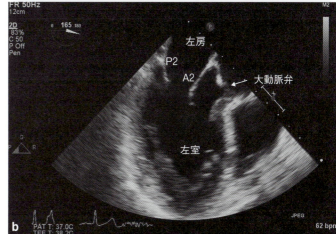

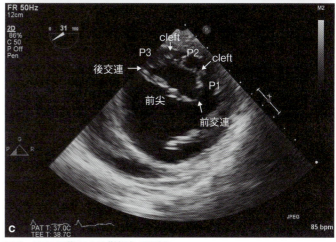

図 3　TEE 画像による僧帽弁の評価
a. 僧帽弁交連断面：僧帽弁を中心に走査角度を 60〜90°にして，P3-A2-P1，後乳頭筋，前乳頭筋を観察する．
b. 僧帽弁長軸断面：僧帽弁交連断面から走査角度を 90°回転させ，A2-P2 を描出する．
c. 僧帽弁短軸断面：四腔断面の位置からプローブを前進させ，プローブ先端を前屈，左屈曲し，走査角度を 0〜30°に調整して僧帽弁の形態を観察する．

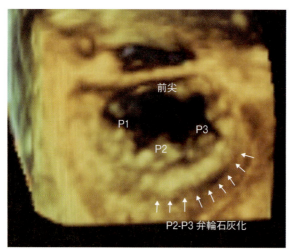

図4　僧帽弁輪の石灰化 mitral annular calcification (MAC)
左房側から観察した拡張期の僧帽弁 3D TEE。P2-P3 弁輪の石灰化が強く，左室破裂や弁周囲逆流の要因となり得る。

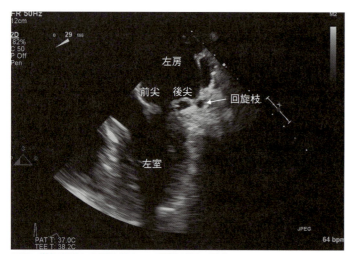

図5　僧帽弁輪から回旋枝までの距離が短い場合
僧帽弁輪から回旋枝までの距離が近いため，冠動脈回旋枝を損傷する要因となり得る。

人工心肺離脱後の管理

弁逆流が修復されると，左室は血液をすべて大動脈に駆出することになり，左室の後負荷は上昇するため，LVEF が低下する（後負荷不適合 afterload mismatch）。人工心肺離脱後は後負荷を下げ，陽性変力作用薬を用いて左室収縮力を維持する。不安定な血行動態が遷延する場合には，僧帽弁手術後に起こり得る合併症（表4）を TEE で検索しつつ，原因に応じた治療をする。

左室破裂は，修復が困難で救命率の低い

表4　僧帽弁手術後に特有の合併症

- 残存逆流（形成術後）
- SAM（形成術後）
- 僧帽弁狭窄（形成術後）
- 人工弁機能不全（置換術後）
- 弁周囲逆流
- 左回旋枝損傷
- 左室破裂
- 大動脈弁損傷

重篤な合併症である。左室破裂を防ぐために，血圧が過度に上昇しないように管理する。

逆流の有無

弁形成術施行例で残存逆流がある場合には，再度人工心肺下で外科的修復を行うかを TEE 所見，手術所見，患者の全身状態などを考慮して，外科医と相談して決定する。残存逆流が人工リングに当たる場合や，人工リング外からみられる場合は溶血の可能性があるため修復する必要がある。

弁置換術施行例では，弁周囲逆流 paravalvular leakage や弁輪内逆流 transvalvular leakage の有無を確認する。有意な弁周囲逆流が存在すると，血行動態の悪化，溶血の原因となり，再置換術が必要となる場合もある。弁輪内逆流が存在する場合，機械弁では stuck valve，生体弁では弁葉損傷や歪みの有無をチェックする。stuck valve は人工弁の可動性が消失しており，弁下部組織が絡んでいることが多い。

心機能の評価

SAM に特徴的な TEE 所見がないかもチェックする。SAM の治療として，容量負荷，強心薬や血管拡張薬の減量または中止，血管収縮薬投与，β遮断薬投与が有用である。多くの場合は内科的治療で消失し，外科的修復を必要とすることは少ない[12]。

人工心肺離脱後の側壁や下壁での新たな局所壁運動異常がある場合には，回旋枝の損傷を疑い，回旋枝のフローを確認する。冠動脈遠位部へのバイパス術を要すること

もある。

　僧帽弁輪前方の手術操作により，大動脈弁との間にある線維性連続部分に歪みが生じたり，大動脈弁の左冠尖や無冠尖を損傷したりすることがある。人工心肺離脱後に大動脈弁逆流が増えた場合には，これらの可能性を術者に伝える必要がある。

（限元 泰輔，瀬尾 勝弘，石橋 正博）

文　献

1. 瀬尾勝弘, 和泉俊輔．僧帽弁置換術，僧帽弁形成術．In：永井良三総監修．麻酔科研修ノート．改訂第2版．東京：診断と治療社，2014：515-8．
2. Nishimura RA, Otto CM, Bonow RO, et al. 2014 AHA/ACC guideline for the management of patients with valvular heart disease：a report of the American College of Cardiology/American Heart Association Task Force on Practice Guidelines. J Am Coll Cardiol 2014；63：e57-185.
3. Grigioni F, Detaint D, Avierinos JF, et al. Contribution of ischemic mitral regurgitation to congestive heart failure after myocardial infarction. J Am Coll Cardiol 2005；45：260-7.
4. Kumanohoso T, Otsuji Y, Yoshifuku S, et al. Mechanism of higher incidence of ischemic mitral regurgitation in patients with inferior myocardial infarction：quantitative analysis of left ventricular and mitral valve geometry in 103 patients with prior myocardial infarction. J Thorac Cardiovasc Surg 2003；125：135-43.
5. 大北 裕ほか．弁膜疾患の非薬物治療に関するガイドライン（2012年改訂版）．(http://www.j-circ.or.jp/guideline/pdf/JCS2012_ookita_h.pdf)（2018年8月2日閲覧）
6. Rozich JD, Carabello BA, Usher BW, et al. Mitral valve replacement with and without chordal preservation in patients with chronic mitral regurgitation. Mechanisms for differences in postoperative ejection performance. Circulation 1992；86：1718-26.
7. Enriquez-Sarano M, Tajik AJ, Schaff HV, et al. Echocardiographic prediction of survival after surgical correction of organic mitral regurgitation. Circulation 1994；90：830-7.
8. Kuwahara E, Otsuji Y, Iguro Y, et al. Mechanism of recurrent/persistent ischemic/functional mitral regurgitation in the chronic phase after surgical annuloplasty：importance of augmented posterior leaflet tethering. Circulation 2006；114（1 Suppl）：I529-34.
9. Carpentier AF, Lessana A, Relland J, et al. The "Physio-Ring"：an advanced concept in mitral valve annuloplasty. Ann Thorac Surg 1995；60：1177-86.
10. Charls LM. SAM-systolic anterior motion of the anterior mitral valve leaflet post-surgical mitral valve repair. Heart Lung 2003；32：402-6.
11. Maslow AD, Regan MM, Haering JM, et al. Echocardiographic predictors of left ventricular outflow tract obstruction and systolic anterior motion of the mitral valve after mitral valve reconstruction for myxomatous valve disease. J Am Coll Cardiol 1999；34：2096-104.
12. Brown ML, Abel MD, Click RL, et al. Systolic anterior motion after mitral valve repair：is surgical intervention necessary? J Thorac Cardiovasc Surg 2007；133：136-43.

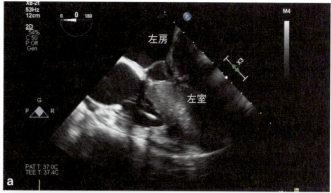
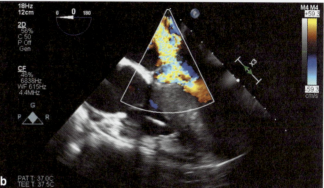
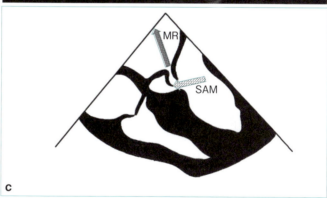

図6　SAM発症時のTEE所見（中部食道四腔断面像）
a．心室中隔肥大のため左室流出路で加速血流が生じ，僧帽弁前尖が前方に偏位している。
b．カラードプラでは，SAMによる高度の僧帽弁逆流が認められる。
c．SAMのシェーマ。僧帽弁前尖が左室流出路に引き込まれることで僧帽弁逆流が生じる。

第10章

僧帽弁閉鎖不全症に対するMICS

TEEに習熟し外科医のもう一つの目となろう

MICSとは，minimally invasive cardiac surgeryのこと。広義では，胸骨正中切開を伴わない，または人工心肺を用いない心臓手術と定義されている。僧帽弁手術では，右側小開胸で行う手術を指す。創部が小さく整容性に富み[1]，回復も早いといわれている[2]。

症例

52歳の男性。身長175cm，体重62kg。労作時呼吸困難を認め，精査したところ重症僧帽弁閉鎖不全症mitral regurgitation（MR）を認め，手術適応であった。既往歴に高血圧があり，カルシウム拮抗薬を内服していた。術前の経胸壁心臓超音波検査では左室駆出率（LVEF）68%，重度MRを認め，僧帽弁後尖P2の逸脱を認めた。そのほかの弁に異常は認めなかった。

術前のカテーテル検査では，冠動脈に有意狭窄は認めず，肺動脈圧25/12 mmHg，肺動脈楔入圧12 mmHgであり，心電図は洞調律であった。胸部〜骨盤CT検査では，血管系に異常を認めず，胸郭変形，肺疾患も認めなかった。

術前評価

MICSでは片肺換気にするために，一般的な術前評価に加え，肺疾患の既往や胸郭変形の有無，呼吸機能を評価する。また，心機能，肺高血圧の有無，MRの機序や病変部位をチェックしておく。さらに，体外循環の確立にあたり，脱血管・送血管は大腿動静脈から挿入するため，腹部や末梢動脈の動脈硬化病変の有無を確認する。

本症例では，心機能は保たれており，肺高血圧もなく，心電図も問題なかった。肺疾患，血管系の異常もなくMICSのよい適応であった。

何をモニタリングするか

モニターは5極誘導心電図，パルスオキシメータ，観血的動脈圧，中心静脈圧，肺動脈圧，bispectral index（BIS），局所脳組織酸素飽和度（rSO$_2$）測定を行う。パルスオキシメータのプローブは右手指に装着する。これは，人工心肺離脱時に自己心拍での酸素化能を推定するのに役立つ。

麻酔導入から人工心肺前まで

麻酔導入はミダゾラム0.1 mg/kg，フェンタニル2 μg/kg，レミフェンタニル0.25 μg/kg/min，ロクロニウム0.9 mg/kgで行う。心機能の保たれているMRの場合，麻酔導入で血行動態が大きく変化すること

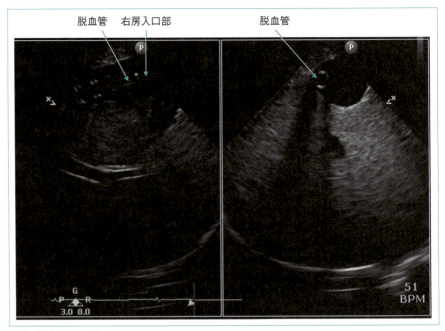

図1 脱血管の誘導
脱血管先端が右房入口部に位置している。

はほとんどないため，麻酔導入後に橈骨動脈から観血的動脈圧ラインを挿入する。気管挿管はダブルルーメンチューブで行い，経食道心エコー(TEE)プローブを挿入する。左内頸静脈から中心静脈カテーテルと肺動脈カテーテルを，右内頸静脈から脱血管を上大静脈に挿入する。脱血管挿入直前にヘパリン 3,000〜5,000 U を投与する。

麻酔維持は，セボフルラン 1〜2%，プロポフォール 2〜4 mg/kg，レミフェンタニル 0.1〜0.5 μg/kg/min で行っている。吸入麻酔薬を用いるのは，虚血プレコンディショニング ischemic preconditioning 効果を期待している点と調節性のよさのためである。皮膚切開などの侵襲時にレミフェンタニル 50〜100 μg の単回投与を行い，血行動態を安定化させる。

体位は左半側臥位とし，両上肢は体側に平行の位置で固定し，前腕は中間位としている。体外式除細動器のパッドを右肩骨部と左側胸部に装着する。

右大腿動静脈から送血管，脱血管を挿入する。右大腿静脈から挿入された脱血管の位置を TEE で確認し，右房への流入部付近に脱血管の先端が位置するよう誘導する (図1)。

右第4肋間に 5〜8 cm の皮膚切開を加え，開胸する。片肺換気を施行し，術野を確保後，順行性心筋保護液注入カニューレを挿入する。片肺換気中は末梢動脈血酸素飽和度(SpO_2)93%程度までは許容する。その際，肺動脈圧が上昇するが，低酸素血症，片肺換気による影響なので，術前から三尖弁逆流や右心不全がなければ経過観察する。

人工心肺中の管理

当院では，人工心肺中は軽度低体温 34℃ で管理している。人工心肺中の麻酔薬はプロポフォール 3〜4 mg/kg/hr，レミフェンタニル 0.2〜0.3 μg/kg/min で行い，適宜，ロクロニウム，ミダゾラムを追加投与する。復温時には浅麻酔になることがあるため注意する。

ヘパリン 350 U/kg 投与し，活性凝固時

間(ACT)480秒以上を確認後，人工心肺を開始する．右房を切開し冠静脈洞へ逆行性心筋保護液注入カニューレを挿入する．フレキシブル大動脈遮断鉗子で大動脈遮断後，順行性に心筋保護液を注入する．その際は，TEEで左室が拡大してこないか観察する(図2)．術前には大動脈弁閉鎖不全症がなくとも，大動脈遮断により弁の変形をきたし大動脈弁逆流を生じる場合があるので，左室が拡大してきた場合はすみやかに術者に伝える．術前から中等度以上の大動脈弁逆流を認めた場合は，逆行性に心筋保護液を注入し，心停止を得た後，順行性に心筋保護液を追加する．

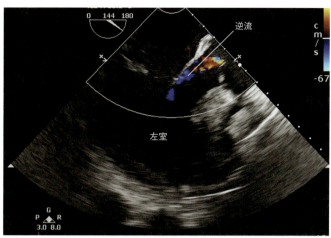

図2　心筋保護液注入中の左室の観察
心筋保護液注入中，大動脈弁逆流により左室腔が拡大している．

手術手技は

術者は病変を確認し，僧帽弁形成術を開始する．このとき，術前の病変評価が正しいか否か，さらに残存逆流を評価するためにも，心臓外科医がどのような手術を行っているか十分に観察する．当院では，チーム全体で術野を見られるように内視鏡を用いている(コラム1)．

　本症例では，後尖のP2の逸脱病変だった．同部位の余剰な後尖を切除した．その後，人工リングで弁輪形成を行い，水試験で逆流がないことを確認した．逆行性心筋保護液注入カニューレから加温した血液心筋保護液 terminal warm blood cardioplegia(BCP)を注入し，冠動脈内の空気をできるだけ除去した後，順行性心筋保護液注入カニューレから terminal warm BCPを注入し大動脈遮断を解除した．その後，ドパミンを3μg/kg/minで開始し，すみやかに自己心拍を得た(コラム2)．

エア抜き deairing の方法

心拍動が再開したら，TEEで心腔内の貯溜空気を確認する．貯溜空気は左室心尖部，右冠動脈，左房の中隔壁，右肺静脈などにたまりやすい．体位変換や肺の膨張で貯溜空気を移動させ，体の振盪などによりバブ

> ### コラム1
> #### 僧帽弁の手術手技について
>
> 術後の残存逆流を評価するためにも，どのような手術手技を行っているかを理解することが重要である．当院では，後尖病変であれば，余剰弁尖の切除と縫合，弁尖の folding テクニック，病変範囲が広ければループテクニックでの人工腱索再建を行う．前尖病変であれば，ループテクニックでの人工腱索再建を主に行っている．前尖・後尖の接合が浅い場合は，前尖を心膜により拡大する augmentation を行う場合もある．通常は全周で弁輪形成を行うが，後尖病変で僧帽弁の前後径の拡大がなければ一部のみで弁輪形成を行うこともある．

> ### コラム2
> #### カテコールアミンの投与方法
>
> 人工心肺離脱時のカテコールアミン投与のタイミング，種類などは，施設ごとに異なるだろう．当院では，大動脈遮断解除後に肺高血圧がない症例では，ドパミンの投与を開始する．術前から肺高血圧がある心機能低下例では，ホスホジエステラーゼ(PDE)Ⅲ阻害薬やドブタミンを使用する．

ル状にまで粉砕する．自己心拍が再開すればバブル状の空気は排出される．

　時に deairing に難渋することがある．心電図でST上昇や3度房室ブロックなど

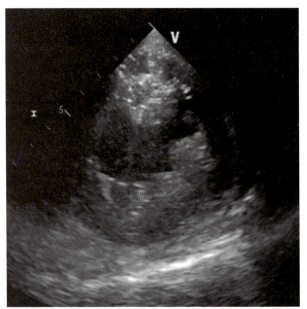

図3　心筋内空気所見
経胃中部短軸像である。左室下壁から後乳頭筋にまだらな高輝度像を認め，心筋内空気と診断した。この時点では下壁の壁運動低下も認めた。

が起こることもあるが，たいていは，右冠動脈の空気塞栓による。TEEでも心筋内空気が観察されることがある(図3)。この場合は，灌流圧を高めにして除去する。

人工心肺からの離脱は？

deairing後に人工心肺からの離脱を図る。その前に，片肺換気のまま一度人工心肺の流量を低下させ，残存逆流の有無や出血など，大きな問題がないか確認する。問題がなければ，人工心肺の流量を戻し，順行性心筋保護液カニューレを抜去する。その後，両肺換気で人工心肺から離脱する。

本症例では，ドパミン投与下に容易に人工心肺から離脱ができた。その後，片肺換気で止血術を行ったが，低酸素血症を起こすことはなかった。

残存逆流の評価

離脱後は血行動態を安定化させる。収縮期圧を120 mmHgまで上昇させて，残存逆流がないかを確認する。後尖病変では残存逆流1 cm²までは許容することが多いが，施設により基準が異なる。血圧が低いと残存逆流を過小評価してしまうことがあるため注意する。

残存逆流があったとき

心臓外科医とのディスカッションとなる。残存逆流の原因の診断は難しい。筆者は，①僧帽弁前尖，後尖の接合不良による逆流，②僧帽弁のクレフト(裂け目)の拡大による逆流，などを経験しているが，これらを判断するには経験が必要なので，上司や循環器内科医に相談するのがよい。残存逆流の程度と患者の全身状態を天秤に載せて，second runを行い再度弁形成を試みるか，弁置換術に移行するかなどを決定する。

気管チューブの入れ替え

本症例では，残存逆流がなく呼吸循環動態は安定していたため，そのまま閉胸し，気管挿管チューブをシングルルーメンチューブに入れ替えた。

MICSは，胸腹部大動脈人工血管置換術に比べ出血量も少なく，手術時間も短い(当院では平均180分程度)ため，喉頭浮腫のリスクは低いと考えられる。筆者らは原則として，チューブエクスチェンジャーを使用せず，シングルルーメン気管チューブに入れ替えている。その理由は，チューブエクスチェンジャーによる気管損傷[3]のリスクがあることと，ビデオ喉頭鏡を用いれば声門は容易に視認できるためである。

術後疼痛をどうするか？

MICSの創部は小さいが，側開胸のため正中切開よりも強く術後疼痛を訴えることがある。現在までMICSに対する硬膜外麻酔，傍脊椎ブロックparavertebral block (PVB)などの有効性が報告されてきた[4,5]。

しかし，周術期に抗凝固薬が必要な心臓手術では，時に重篤な合併症が発生する危険性がある．

筆者らは，前鋸筋-肋間筋面ブロックserratus-intercostal plane block（SIPB）を施行している．この神経ブロックの利点は，①手技が簡便であること，②穿刺部が浅く抗凝固薬投与下でも合併症が少ないこと，③ブロック施行時に体位変換が必要ないこと，である．

本症例では，超音波ガイド下に硬膜外麻酔用のブロック針を用いて0.375％ロピバカイン40 mL＋0.1％アドレナリン0.1 mL（40万倍希釈）でSIPB施行後（図4），持続カテーテルを挿入し，0.2％ロピバカインを4 mL/hrで開始した．ICU入室3時間後に抜管．抜管直後は痛みを訴えず，術後1病日には自立歩行可能であった．その後，体動時痛を訴えたため非ステロイド性抗炎症薬（NASIDs）を追加投与しマルチモーダル鎮痛を行った．

MICSでは，心臓外科医が心臓を直視できないため，TEEでカテーテル挿入位置や心臓の状態を観察する必要がある．現在は，特定の施設でのみ行われている手技であるが，今後広がる可能性がある．われわれ麻酔科医も，TEE，手術手技などに精通し，より綿密な麻酔管理を行う必要がある．

〔宮田 和人，重松 明香〕

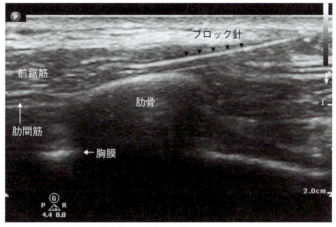

図4　前鋸筋-肋間筋面ブロック（SIPB）
前鋸筋下に0.375％ロピバカインを注入する．

文　献

1. Szwerc MF, Benckart DH, Wiechmann RJ, et al. Partial versus full sternotomy for aortic valve replacement. Ann Thorac Surg 1999；68：2209-13；discussion 2213-4.
2. Suri RM, Schaff HV, Meyer SR, et al. Thoracoscopic versus open mitral valve repair：a propensity score analysis of early outcomes. Ann Thorac Surg 2009；88：1185-90.
3. Harris K, Chalhoub M, Maroun R, et al. Endotracheal tube exchangers：should we look for safer alternatives? Heart Lung 2012；41：67-9.
4. Liem TH, Williams JP, Hensens AG, et al. Minimally invasive direct coronary artery bypass procedure using a high thoracic epidural plus general anesthetic technique. J Cardiothorac Vasc Anesth 1998；12：668-72.
5. Mehta Y, Arora D, Sharma KK, et al. Comparison of continuous thoracic epidural and paravertebral block for postoperative analgesia after robotic-assisted coronary artery bypass surgery. Ann Card Anaesth 2008；11：91-6.

第11章

メイズ手術

心房細動に対する外科的アブレーション

心房細動は人口の2%の有病率があり，特に高齢者（60歳以上）では有病率が10%まで増加する，極めて頻度の高い不整脈である[1]。現代では，リズムコントロールを目指した心房細動治療はカテーテル治療をはじめ広く普及しているが，これらの最初の試みは1980年代の心臓手術に遡る。当初はいずれも成功率が低くあまり普及しなかったが，1987年にJames L. Coxが考案したメイズ手術は，除細動成功率が極めて高く（彼自身の報告で98%），画期的な手術方法であった[2]。初期のメイズ手術は，心房壁に多数の切開と縫合を置くため，手技が煩雑で出血リスクが高く，広く普及することはなかった。しかしその後，新たなデバイスが開発され，それに合わせた手術手技の改良の結果，安全性と手術時間の面で大幅な改善がみられた。2015年に発表された多施設共同無作為化比較試験[3]で，心房細動を合併した僧帽弁手術予定患者に外科的アブレーションを付加すると，術後1年の心房細動回避率が有意に上昇すること（63.2% vs. 29.4%，$p<0.001$）が示された。2017年の米国胸部外科学会ガイドライン[4]では，心房細動症例では僧帽弁手術予定患者のみならず，大動脈弁置換や冠動脈バイパス術予定患者においても，外科的アブレーションを追加することがClass Iで推奨されている。

こうした背景から，メイズ手術は世界中で広く普及し，日本でも2014年の1年間に3,486件のメイズ手術が施行されている[5]。単独手術として実施されることは少なく（15例/年），ほとんどは僧帽弁など他の心臓手術との同時手術である。また，治療の危険性も低く，日本の手術死亡率は1.0%であった。このように，麻酔科医も担当する機会の増えたメイズ手術に関して，本稿では，まず治療原理や手術方法を説明し，さらに周術期の注意点を説明する。

症例

70歳の男性。労作時に息切れを感じ近医を受診した。心房細動，心不全の診断で，利尿薬（フロセミド，スピロノラクトン），ジゴキシン，直接経口抗凝固薬（リバーロキサバン）が開始された。

4日後，夜間に強い呼吸困難を自覚し，救急搬送された。収縮期雑音を認め，心エコーで重度の僧帽弁閉鎖不全症と診断された。

心房細動の病態生理：どのようにして心房細動は発生するのか？

心房細動が発生するメカニズムは複雑で，いまだ完全に解明されているわけではない。その中でも"心房性トリガー"と"心房リ

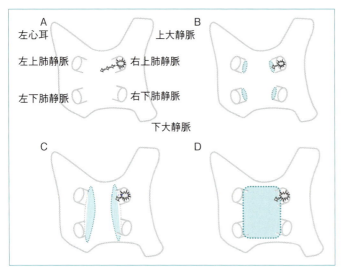

図1 肺静脈隔離術(左房を背側からみた図)
トリガーの発生源を電気的に隔離する方法。B. 4本ある肺静脈(A)のそれぞれを隔離する方法。C. 肺静脈を左右2本ずつに分けて隔離する方法。D. 肺静脈だけでなく左房後壁も一括して隔離する方法(box lesion)。

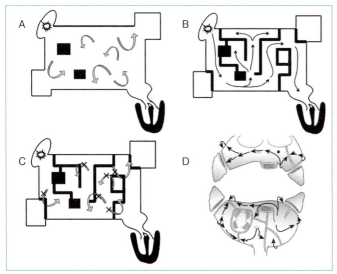

図2 メイズ手術のコンセプト
説明は本文を参照。

発する(図1A)。こうして発生した心房起源の期外収縮がきっかけで, 発作性心房細動が発生する。これらの病態が心房性トリガーと呼ばれている。

心房リモデリング

心房細動の持続的維持を可能とするのが心房リモデリングである。心房細動発作は繰り返されることで, 慢性的な心房細動が維持されやすくなる(AF begets AF)。繰り返す心房細動発作による電気的活動の亢進がイオンチャネルのリモデリングを引き起こし, 心房筋の不応期短縮や伝導性の低下をもたらす。その結果, 複数のマクロリエントリーが絶えず無作為に心房内を旋回するようになり(図2A), 心房細動の維持が可能となる。このように心房細動の維持には心房壁の電気的特性の変容が不可欠であり, こうした病態が心房リモデリングと呼ばれている。

メイズ手術の原理：どのようにして心房細動を治療するのか？

メイズ手術で心房細動を治療する際には, 前述の二つの病態を標的としている[4,6]。

トリガーのブロック

トリガーの発生源を電気的に隔離することで, 発作性心房細動の発生を抑制する。肺静脈は特に期外収縮の発生起源として重要であり, 肺静脈隔離術は外科手術でもカテーテル治療でも広く行われている。肺静脈隔離と一口にいっても, 4本ある肺静脈のそれぞれを隔離する方法(図1B), 左右2本ずつに分けて隔離する方法(図1C), さらには肺静脈だけでなく左房後壁も一括して隔離する方法(box lesion, 図1D)と, ブロックラインはさまざまである。ただし, トリガーのブロックは心房細動が一時的な発生と停止が繰り返される状況では有用であるが, 慢性的に心房細動が維持された状況では, もはや治療として不十分である。

モデリング"と呼ばれる二つの病態が治療の面では重要と考えられる[4,6]。

心房性トリガー

心房細動発作の始まるきっかけとなるのが心房性トリガーである。病的に拡大した心房壁内で, 特に肺静脈や左房後壁において電気的興奮が高まり, 心房性期外収縮が頻

マクロリエントリーの停止

心房壁に多数のブロックラインを作成し，小さな領域に分画化することでマクロリエントリーを停止させる。心房内をマクロリエントリーが旋回するには5～6cm程度の比較的大きな領域が必要なため，心房壁を4cm以下の小さな領域に分画化し，マクロリエントリーを旋回できなくしてしまう。メイズ手術のコンセプトは，迷路(=maze)のように，スタートからゴール(洞結節から房室結節)に至る経路を一つだけ残しつつも(図2B)，壁を作成してたくさんの行き止まりの道を分岐させる(図2C)ものである。実際のメイズ手術(図2D)では，ブロックラインによるマクロリエントリーの停止に加え，肺静脈隔離によってトリガーのブロックも行っている。このため，発作性心房細動のみならず，慢性心房細動にも有用である。

ブロックラインの作成

不整脈治療でブロックラインを作成するには，組織としての連続性を保ちつつ，電気的な断絶を引き起こさなければならない。具体的には，組織に傷害を与え，炎症反応を惹起し，線維化を引き起こすのである。安全で確実なブロックラインの作成にはいくつかの条件が必要となる。
①電気的に断絶するためには傷害の範囲は貫壁性でなければならない
②周囲組織の損傷を回避するため，傷害の範囲は壁内に限局されなければならない
③迅速に作成できることが望ましい

　こうした目的を達するために，さまざまなブロックラインの作成方法が考えられている[7,8](表1)。

外科的縫合閉鎖(cut & sew)

開発当初のメイズ手術では，心房壁を切開して縫合することでブロックラインを作成していた。貫壁性に心房壁を傷害でき，周囲臓器も損傷しにくい確実な方法である反面，一つのラインを作成するのに時間がかかり，縫合部出血のリスクがある。

冷凍アブレーション(cryoablation)

組織を凍結することでブロックラインを作成するのが冷凍アブレーションである。−55～−60℃まで冷却したプローブを組織に圧着し，限局性の組織傷害を生じさせる。傷害の範囲は，熱の受動的拡散で決定される。つまり，傷害深達度が組織の量や圧着時間で決まるため，確実に貫壁性病変を作成したり，周囲臓器に傷害が及ばないよう，傷害範囲をコントロールすることはやや難しい。ただし，凍結ではコラーゲン構造が壊れることはないため，治療部位の亀裂や穿孔が生じることはない。

ラジオ波焼灼(radiofrequency ablation)

カテーテルアブレーションで従来から使用されている一般的な方法である。原理は電気メスと同じで，組織を加温することで傷害を引き起こしブロックラインを作成する。電気メスでは超高温で組織を焼灼し，炭化，破壊するのに対し，アブレーションでは50～100℃程度の温度で蛋白変性のみを引き起こす。ペン型のデバイスでは，プローブを組織に圧着し熱を発生させる。そのため，傷害範囲が熱の受動的拡散で決定し，傷害範囲をコントロールすることがやや難しい。また，温度のコントロールにも限界があり，過度の焼灼でコラーゲンが破壊され組織穿孔を起こすリスクがある。食道や冠動脈回旋枝の損傷に注意が必要である。双極子型デバイスでは，組織を挟み込んで焼灼する。さらに，挟み込んだ組織内で電気的絶縁性が得られることをモニターしながら焼灼するため，傷害範囲の制御や貫壁性病変の作成に優れる。どちらの方法でも，一度の焼灼に必要な時間は90～120秒程度と短時間である。

表1　ブロックラインの作成方法

手技	原理と特徴
外科的縫合閉鎖 cut & sew	心房壁をハサミで切開し，切離された壁は糸で縫合，閉鎖する．切開することで細胞間の連続性を断ち，その後，炎症を引き起こすことで，電気的に絶縁する
	確実に貫壁性かつ壁に限局した傷害を作成できるが，一つのラインを作成するのに時間がかかり，縫合部の出血リスクが高い
冷凍アブレーション cryoablation 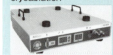 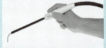	高圧冷却で液化した亜酸化窒素やアルゴンを真空のプローブ内に放ち，−55〜−60℃まで冷却する．組織を冷却することで，細胞内外の水分が凍結し，組織傷害を引き起こす．変性した組織では48時間以内に細胞内の出血，浮腫など炎症反応が起こり，その後2〜3か月間で炎症細胞の浸潤，線維化が生じる
	一度の焼灼に必要な時間は90〜120秒程度と短時間である．凍結凝固によってコラーゲン構造が壊れることはなく，組織穿孔のリスクはほとんどない．傷害の深達度は受動拡散に依存するため，焼灼範囲のコントロールがやや難しい
ラジオ波焼灼 ①ペン型 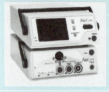 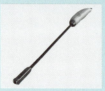	小さなプローブ先端が電気抵抗となり，熱が生み出される．筋細胞では変性により筋小胞体が障害され，カルシウムイオンを輸送できなくなり，細胞の電気的活動が停止される．組織温を50〜100℃程度まで加温し，蛋白変性のみを引き起こす
	焼灼に必要な時間は90〜120秒程度．ただし温度調整には限界があり，過度の焼灼では穿孔リスクがある．また熱による傷害の深達度は受動拡散に依存するため，焼灼範囲のコントロールがやや難しい
ラジオ波焼灼 ②双極子型 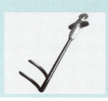	組織を挟むことで，電気的絶縁性をモニターしながら焼灼する．焼灼に必要な時間は，組織の量や性状によるが，通常は90〜120秒以内．焼灼範囲は挟み込まれた範囲内に限局されるため，焼灼による周囲臓器の傷害はほとんどない．絶縁性が得られた時点で焼灼を中止するため，過度の焼灼による穿孔リスクも少ない

術前・術中管理のポイント

リズムの確認

心房細動は三つに分類され[4]（表2），選択する術式に影響を与える．通常，薬物治療がなされ，洞調律化を目指したリズムコントロールと，脈拍数を整えるレートコントロールに分けられる．

リズムコントロールでは，各種抗不整脈薬が投与される[9]（表3）．これらの抗不整脈薬は，カテーテル治療など，処置中にも電気生理学的検査を行う場合にはその影響を排除するため，それぞれの半減期を目安に処置前に中止するのが一般的である．しかし，通常のメイズ手術では，術中に電気生理検査を行わず，むしろ術後の心房細動予防目的で投薬を継続することが多い．

レートコントロールでは，頻脈に対してβ遮断薬やカルシウム拮抗薬，徐脈に対してペースメーカ移植が行われている．すでにペースメーカが移植されている症例では，手術室で設定を変更する．通常の設定では，電気メスの電位を感知してペーシングを控え（オーバーセンシング）過度の徐脈に陥ったり，心筋保護液投与中もペーシングを継続したりしてしまう．基本的に自己脈がない症例では，spike on Tなどによる不整脈誘発リスクは非常に低いので，センシングを極力なくし固定ペーシングとする．また，自己脈のある症例では，オーバーセンシングとなっても自己脈は保持されるので，通常のセンシングを継続するか，より早い脈で固定ペーシングとすることもある．

表2 心房細動の分類

発作性心房細動 (paroxysmal)	2回以上の心房細動のエピソードがあり、7日以内に自然消退する
持続性心房細動 (persistent)	再発性心房細動で、持続期間が7日以上1年以内
慢性心房細動 (longstanding persistent)	心房細動が1年以上持続している

表3 抗不整脈薬の半減期と術前の中止時期の目安

薬物	半減期	中止時期の目安(カテーテルアブレーションの場合)
プロカインアミド（アミサリン®）	3～4時間	当日
フレカイニド（タンボコール®）	12～27時間	2～3日前
ビソプロロール（メインテート®）	9～12時間	前日
アテノロール（テノーミン®）	6～7時間	前日
ソタロール（ソタコール®）	10～20時間	前日
アミオダロン（アンカロン®）	15～142日	30～90日前
ジルチアゼム（ヘルベッサー®）	4～9時間	当日
ベラパミル（ワソラン®）	3～7時間	当日

表4 抗凝固薬の半減期と術前の中止時期

薬物	血中ピーク(時間)	半減期(時間)	中止時期(術前日)	拮抗薬
ワルファリン（ワーファリン®）	0.5～1	55～133	5	ビタミンK
ダビガトラン（プラザキサ®）	1～2	10.7～11.8	Ccr≧50：2～4 Ccr＜50：4	イダルシズマブ
リバーロキサバン（イグザレルト®）	2～4	5.7～12.6	1	
アピキサバン（エリキュース®）	3～4	6.1～8.1	1～2	
エドキサバン（リクシアナ®）	1～2	4.9	1	

抗凝固療法

心房細動症例のほとんどが抗凝固薬を服用しており、術中の出血を回避するため必ず術前に中止する[9]（表4）。

ワルファリンは3～5日程度の休薬期間を設ける。手術前日にプロトロンビン時間国際標準化比(PT-INR)をチェックし、効果の遷延がみられればビタミンKの投与（ケイツー®N 10～20 mg＋生理食塩液50 mLを1時間で点滴静注）を考慮する。休薬期間中のヘパリンによるつなぎ療法は有用性が疑問視され、現在では省略されるこ

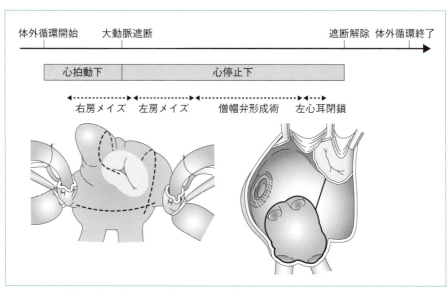

図3 メイズ手術の流れ（僧帽弁形成術＋メイズ手術）

とが多い。

　直接経口抗凝固薬（DOAC）では，1〜4日の休薬期間を設ける。

左房内血栓の有無

術中の経食道心エコー（TEE）では，必ず左房内血栓の有無を確認する。術前の心エコー検査で血栓がなくとも，直前の抗凝固薬の中止などで血栓ができる場合もある。左房内に血栓があればすぐに外科医に伝え，手術操作の変更を検討する。

　左房内に血栓が認められれば，不用意な手術操作により血栓が遊離するリスクが生じる。左室ベントや逆行性冠灌流カテーテルの挿入は，特に血栓を遊離させる危険性が高い。これらの操作は心拍出がある状態では行わず，体外循環確立後に大動脈遮断をしてから行うように変更する。

　洞結節機能を確認するために，開胸後にまず電気的除細動を行うこともあるが，血栓があれば中止する。

　メイズ手術では，左心耳を切除または閉鎖する。しかし，左心耳はやや複雑な形態をしており，憩室のように心耳の一部が残ったり，閉鎖が不完全で心耳内血流が遺残したりすることがあり，左房内血栓が再発することがある[10]。術中のTEEで心耳遺残や心耳内血流遺残をよく確認しておく。

手術手技のポイント

メイズ手術の実際を説明する（図3）。当院では，cryoICE™（センチュリーメディカル社）を使用している。本デバイスは，焼灼可能なプローブ部分が長く，一度に長い距離を焼灼できる。また，先端形状が自由に曲げられるため，焼灼ラインに応じて変形させ，心房壁に接着して焼灼することが可能である。一度の焼灼時間は90秒としており，メイズ手術に要する時間も比較的短い。

手順

①胸骨正中切開で開胸し，上行大動脈送血，上下大静脈脱血で体外循環を確立する。

②体外循環を開始したところで，上下大静脈を血管テープで遮断し（図3参照），心拍動下で右房メイズを途中まで行う。まず右房に斜切開を置き，切開端から頭側（上大静脈ライン）と尾側（下大静脈ライン）に冷凍アブレーションを施行する（図4A）。さらに右房切開端から三尖弁輪に

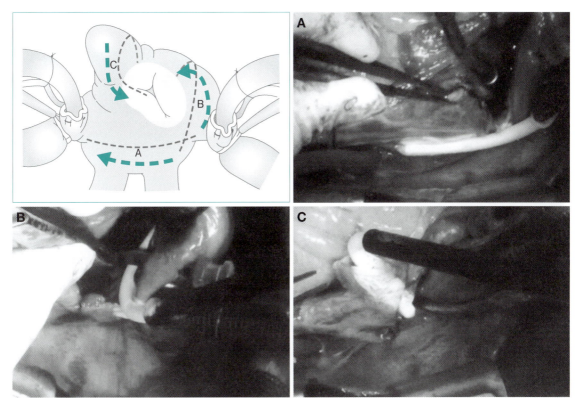

図4 右房メイズ
A. 上下大静脈ライン。B. 三尖弁輪 isthmus ライン。C. 右心耳ライン。

向かって isthmus ラインを焼灼する(図4B)。右房メイズの中でも心耳からの焼灼ラインは Valsalva 洞に接しているため, 心停止してから行っている。

③この時点で大動脈を遮断し心停止とする。右心耳に切開を置き, 右房側壁の斜切開につながるよう焼灼する(図4C)。次に, 心耳切開部より三尖弁に向かって焼灼を行う。次に左房メイズを行う。コの字型に切開した右側左房ラインの切離端から上方と下方に冷凍アブレーションを施行し(図5A, B), 四角いブロックラインを作成する(box lesion)。box lesion により, 四つの肺静脈と左房後壁を隔離する。さらに, 左房切離端から僧帽弁輪に向かって isthmus ラインを焼灼する(図5C)。

④僧帽弁形成術を行い, 左心耳を縫合閉鎖する。この際, 閉鎖が確実となるよう心内膜側から2層連続縫合としている。

⑤大動脈の遮断を解除し, 体外循環を離脱, 型通り閉胸をする。

術後管理のポイント

洞不全症候群

術後の洞結節の機能不全は頻繁にみられる合併症である。前述の無作為化比較試験[3]でも, メイズ手術後の21.5%の症例でペースメーカ移植が必要であった。洞結節機能不全では, 大動脈遮断解除直後から体外式ペーシングを開始する。この際, メイズ手術症例では心房内伝導遅延があり, 右房と左房の2極ペーシングが施行されることもある[11]。

心房細動

メイズ手術後であっても, 約40%の症例

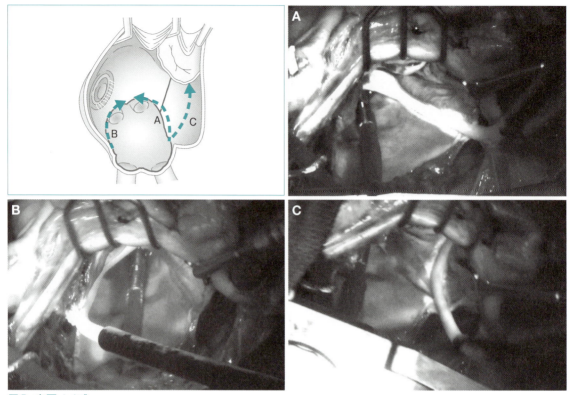

図5 左房メイズ
A. Box lesion 1。B. Box lesion 2。C. 僧帽弁輪 isthmus ライン。

で心房細動発作を起こす[3]。多くは一過性であるが，持続する場合には薬理学的または電気的除細動を試みる。予防目的でオーバードライブペーシングも有効である。オーバードライブペーシングでは，脈拍数80回/minまたは自己脈より10回/min程度多い脈拍数で，術直後から5日程度実施する。無作為化比較試験[11]では，オーバードライブペーシングにより，メイズ手術後の心房細動発症率の軽減効果(12% vs. 36%，$p<0.01$)が確認されている。

冠動脈損傷

解剖学的に左回旋枝は僧帽弁輪に沿って走行している。このため，僧帽弁輪部へのアブレーション(mitral isthmus)は，時に回旋枝を損傷する危険性がある。損傷した場合には，左回旋枝に狭窄病変が生じる[12]。メイズ手術後は，モニター心電図のST変化やTEEの壁運動異常に注意を払う必要がある。一般に，冠動脈への空気塞栓は右冠動脈領域で起こりやすいため，回旋枝領域の異常があればアブレーションによる冠動脈損傷を考慮に入れる。

食道損傷

食道は左房後壁の背側を走行しており，心内膜側から後壁を焼灼する際に食道を損傷するリスクがある。カテーテルアブレーションやペン型のラジオ焼灼デバイスで報告されている[13]。ほとんどの症例では，術後早期は無症状で経過し，数日たってから嚥下時などに食道内容が左房を経由して全身に飛散する。臨床像は，空気塞栓による一過性脳虚血発作が多いが，不明熱や消化管出血，胸痛もある。CTで縦隔内に空気像を認めることが多い。致命率が高い合併症である。

本症例の治療経過

自覚症状を伴う重度の僧帽弁閉鎖不全症があり，手術適応と考えられた．心房細動の罹患期間は不明であり，心房の拡大（左房径48 mm）も認めたが，僧帽弁手術と同時にメイズ手術も行う方針となった．僧帽弁形成術とメイズ手術，左心耳縫縮術を施行した．

術後第3病日に心房細動となり，翌日まで心房細動のままであった．β遮断薬（ビソプロロール）に加え，アミオダロンを投与し，洞調律に復調した．ワルファリンコントロールを行い，退院となった．退院後，心不全症状は消失し，3か月間心房細動の再発は認めなかった．この時点で，アミオダロン，ワルファリンは中止し，その後，利尿薬を減量している．

まとめ：麻酔科医への要望

メイズ手術後であっても他の心臓手術と変わらぬ頻度で発作性心房細動は発生する．しかし，本手術がそもそも心房細動を治すものである以上，一過性とはいえ，心房細動は全力で回避するべきである．一方で，心臓手術の術後管理の中でも，洞調律の維持が最も手間のかかる作業であると感じる．つまり，ちょっとした血管内脱水，電解質異常，呼吸状態の悪化などの際に心房細動が発生する場面によく遭遇する．これは，必ずしも科学的な推論とは言えないが，メイズ手術後の洞調律の維持にはとても綿密な管理が求められるように感じる．また，メイズ手術の術後管理に体外式ペースメーカは欠かせない治療手段である．ただし，ペースメーカの設定は麻酔科医にとってや不慣れかもしれない．刺激，感度の閾値の設定を含めて，この機会に是非とも十分に習熟しておいていただきたい．

（真鍋　晋）

文献

1. Charles K, Bogers AJ. Maze procedures for atrial fibrillation, from history to practice. Cardiol Res 2011；2：201-7.
2. Cox JL, Boineau JP, Schuessler RB, et al. Modification of the maze procedure for atrial flutter and atrial fibrillation. I. Rationale and surgical results. J Thorac Cardiovasc Surg 1995；110：473-84.
3. Gillinov AM, Gelijns AC, Parides MK, et al. Surgical ablation of atrial fibrillation during mitral-valve surgery. N Engl J Med 2015；372：1399-409.
4. Badhwar V, Rankin JS, Damiano RJ, et al. The society of thoracic surgeons 2017 clinical practice guidelines for the surgical treatment of atrial fibrillation. Ann Thorac Surg 2017；103：329-41.
5. Committee for Scientific Affairs, The Japanese Association for Thoracic Surgery, Masuda M, Okumura M. et al. Thoracic and cardiovascular surgery in Japan during 2014: Annual report by the Japanese association for thoracic surgery. Gen Thorac Cardiovasc Surg 2016；64：665-97.
6. Cox JL. A brief overview of surgery for atrial fibrillation. Ann Cardiothorac Surg 2014；3：80-8.
7. Comas GM, Imren Y, Williams MR. An overview of energy sources in clinical use for the ablation of atrial fibrillation. Semin Thorac Cardiovasc Surg 2007；19：16-24.
8. Melby SJ, Schuessler RB, Damiano RJ. Ablation technology for the surgical treatment of atrial fibrillation. ASAIO J 2013；59：461-8.
9. Fujii S, Zhou JR, Dhir A. Anesthesia for cardiac ablation. J Cardiothorac Vasc Anesth 2018；32：1892-910.
10. Kanderian AS, Gillinov AM, Pettersson GB. Success of surgical left atrial appendage closure: Assessment by transesophageal echocardiography. J Am Coll Cardiol 2008；52：924-9.
11. Wang W, Buehler D, Feng XD, et al. Continuous biatrial pacing to prevent early recurrence of atrial fibrillation after the maze procedure. J Thorac Cardiovasc Surg 2011；142：989-94.
12. Fayad G, Modine T, Toumeau TL, et al. Circumflex artery stenosis induced by intraoperative radiofrequency ablation. Ann Thorac Surg 2003；76：1291-3.
13. Doll N, Borger MA, Fabricius A, et al. Esophageal perforation during left atrial radiofrequency ablation: Is the risk too high? J Thorac Cardiovasc Surg 2003；125：836-42.

第 12 章

全弓部置換術

"循環停止"って大丈夫？
"脳分離体外循環"って何？

　胸部大動脈瘤における術式発展の歴史は，中枢神経や主要臓器保護の歴史でもある。そのなかで心臓血管麻酔の初学者に求められることは，担当症例の術式やその目的を理解したうえで，問題なく手術が行われていることを確認しながらも，素早く異常を察知することにほかならない。

　本稿では，当施設において施行された全弓部置換術の症例を提示し，その麻酔方法と初学者に知っておいてもらいたいポイントを解説する。

症例

69歳の男性。身長169 cm，体重72 kg。現在は禁煙中である。突然の背部痛を自覚し，精査の造影CTで直径62 mmの胸部大動脈瘤と瘤内から腹腔動脈までの血栓閉塞型大動脈解離Stanford B型と診断された。2週間の内科的降圧治療後に全弓部置換術とオープンステント挿入術が予定された。

術前診察の要点

術前診察で一般的な心臓血管麻酔と大きく異なることはない。大動脈瘤の反回神経圧排による嗄声の有無は，術後の反回神経機能不全のリスクとなるので確認が必要である。大血管手術では，複数部位の血圧モニタリングが必要とされ，橈骨動脈や足背動脈の触知，内頸静脈の怒張具合など，血管アプローチ部位の診察も欠かさず行う。

　大血管手術では，特に合併心疾患がなければ心機能に問題はないことが多い。しかし長時間の人工心肺を使用する手術では，離脱後の心機能，特に右心機能をいかに管理するかが重要である。そのような後々の管理を見越して，右室拡大・肥大所見はないか，三尖弁逆流(TR)の有無，三尖弁輪部収縮期移動距離 tricuspid annular plane systolic excursion(TAPSE)の値はどうか，なども是非チェックしたい。

本症例の術前検査の総括(表1，図1)

心機能は保たれているが軽度右心負荷所見を認める。胸部CTでは，送・脱血管を挿入する部位の血管性状などに問題はなく，各分枝の起始異常も認められなかった。頭部CTにおいてもWillis動脈輪を含む血管の有意な狭窄も認めなかった。"脳分離体外循環"も問題ないであろう。気管や食道が大動脈瘤に圧排され偏位しているが，呼吸機能に問題はなく，挿管や経食道心エコー(TEE)プローブ挿入に問題はなさそうである。血液検査データにも大きな問題点は認めなかった。

表1 術前検査データ

血液学的検査		経胸壁心臓超音波検査		画像・生理学検査	
ヘモグロビン	12.9 g/dL	LVEF	78%	術前心電図	洞調律
血小板数	32.6×10⁴/μL	LVDd/Ds	50/26 mm		軽度左軸偏位
PT-INR	1.06	LAD	26 mm		不完全右脚ブロック
APTT	32.9秒	AOD	33 mm		
		Arch proxy/distal	38/51 mm	胸部CT	図1参照
フィブリノゲン	218 mg/dL	E/A	0.92/1.00	頭部CT	Willis動脈輪に狭窄なし
BUN	28.3 mg/dL	E/E'	13.3	冠動脈造影	有意狭窄なし
Cr	0.45 mg/dL	TAPSE	15 mm	呼吸機能検査	%VC 93%
		弁	TR 軽度		FEV% 70%

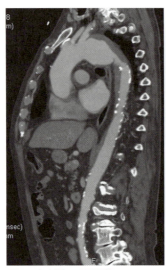
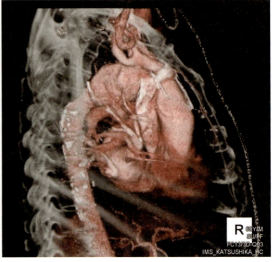

図1 本症例のCT画像

麻酔の準備〜導入

血液製剤の準備

開心術の一般的な血液検査のなかで,特に重視すべきはヘモグロビン(Hb)値,フィブリノゲン(FNG)値,血小板数に代表される血液製剤の管理にかかわる項目である。患者の体格と人工心肺回路の充填量から希釈率はあらかじめ計算できるので,必要な血液製剤を準備する。

本症例での希釈率は約20%であり,血液製剤は,赤血球液(RBC)6単位,新鮮凍結血漿(FFP)4単位,濃厚血小板(PC)20単位を準備した。

圧ライン・モニタリング

標準的モニタリングに加え,右橈骨動脈ライン,右足背動脈ライン,中心静脈カテーテル,肺動脈カテーテル,前額部の局所脳組織酸素飽和度(rSO_2)センサー(NIRS),咽頭温,膀胱温を用いる。大血管手術の症例では食道が菲薄化していることもあるので,TEEプローブ挿入は慎重に行う。それぞれの血圧測定部位が,どの主要臓器の灌流圧を反映しているかを理解することが肝要である。施設ごとに違いはあるが,当施設での考え方を示す。右橈骨動脈圧は選択的順行性脳分離循環中の脳灌流の指標としている。足背動脈圧ラインは大腿動脈送

血の逆側に留置する。これは弓部大動脈遠位部の吻合後，下行大動脈へ人工血管もしくは大腿動脈より送血を再開した際に，腹腔内臓器の灌流の指標としている。

静脈ライン
開胸の際に，拡大した大動脈や弓部前面を走行する無名静脈 innominate vein が損傷される可能性があるため，当施設では必ず，静脈ラインは右前腕に留置している。導入後，男性であれば14～16 G，女性であれば16～18 G を主たる静脈ラインとして追加で確保している。

麻酔
導入はミダゾラム 0.1 mg/kg，フェンタニル 5 μg/kg，ロクロニウム 0.9 mg/kg で行い，気管挿管する。術中はプロポフォール 5 mg/kg/hr，レミフェンタニル，ロクロニウム 7 μg/kg/min を加えて麻酔を維持する。心臓麻酔初心者の場合，維持はレミフェンタニルを軸にした全静脈麻酔（TIVA）で行えばよいだろう。特に人工心肺の導入や離脱・低体温時に投与量の調節は積極的には行っていない（コラム1）。

麻酔導入後～人工心肺確立

手術準備
各種ラインの挿入やNIRSなどのモニター装着後にTEE検査を行う。全弓部置換術では，心機能の検査に加えて，大動脈基部から弓部，下行大動脈，弓部3分枝の動脈などを検査する。特に大動脈に塞栓子となる危険性が高い可動性の粥腫などを見落とさないよう精査する。

手術
胸骨正中切開で，上行弓部大動脈・心臓を露出する。また同時に左鼠径部を切開し大腿動脈を確保する。胸骨正中切開では十分な麻酔深度にて過度の血圧上昇を防ぎ，バ

> **コラム1**
>
> **麻酔薬の選択**
>
> 初学者はまず，循環管理に重きを置いて麻酔管理をしてもらいたい。揮発性麻酔薬と静脈麻酔薬の切り替え忘れや，用量不足などによる術中覚醒などの医療事故を防止するため，そして手術侵襲が血行動態に与える影響を最小限になるよう十分に麻酔薬を投与している。揮発性麻酔薬のプレコンディショニング効果への期待[1]，多量レミフェンタニル投与による術後痛覚過敏[2]などは，臨床上で大きな差とはならないと考えている。

イタルサインの変動を最小限にするよう努める。

人工心肺の確立
全身へパリン化し人工心肺を確立する（図2）。送血ルートの選択は，順行性に灌流することを第一とする。大腿動脈を主な送血ルートとして用いる方法は，逆行性に送血を行うことになり，術後脳合併症の危険性が増加するので，緊急時でなければ避けたほうがよい。本症例では術野にて epi-aortic エコーを行い，上行大動脈壁の厚さや血管内膜の性状に問題がないことを確認し，上行大動脈送血とした。上行大動脈が使用できない場合は，右前胸部を切開し腋窩動脈に人工血管を吻合し送血ルートとしている。

同時に左大腿動脈に径の細い送血ルートも確保する。当施設では，これを遠位側吻合後に大腿動脈から逆行性に送血して人工血管の空気抜きをするためのみに使用する。

次に脱血管を挿入し，人工心肺を開始。次の重要局面である"循環停止"に向け，中枢温28℃を目標に全身冷却を開始する。

人工心肺中
人工心肺中の全弓部置換術の展開と概要，それに合わせた麻酔科医の仕事と着目すべきTEE所見を表2に示す。施設によって吻合や灌流をする順番は多様である。脳分

表2 胸部大動脈瘤に対する全弓部置換術の手順

手術の進行	人工心肺確立	冷却開始	低体温循環停止	脳分離体外循環
手技	上行大動脈と左大腿動脈に送血管，右房から下大静脈へ脱血管，右上肺静脈から左室ベント，冠静脈洞に逆行性心筋保護カニューレ(図2) 上行大動脈が送血ルートに使えない場合は，人工血管を右腋窩動脈に吻合→腕頭動脈起始部を遮断し脳分離体外循環を確立		上大静脈に逆行性脳灌流(図4) →頸部3分枝から逆流を確認 頸動脈デブリスを washout	選択的順行性脳灌流(図5) ◆深く入り過ぎた順行性脳灌流カニューレに注意(図6)
人工心肺前の血行動態 SvO₂ 71 CO 3.5/CI 1.9 BP 95/40 mmHg PA 25/11 mmHg CVP 7 mmHg				
人工心肺	確立	28℃へ冷却開始	28℃に到達し循環停止 まず逆行性脳灌流	選択的順行性脳灌流
リズム	洞調律から徐々に補充調律	体温の低下とともに心室細動へ移行	心筋保護液注入により心停止	心筋保護液注入はこれ以後20分間隔で行う
体温		36℃	28℃(施設により18～28℃)	
TEE	下大静脈の脱血管	左室ベント，逆行性心筋保護カニューレ	冠静脈洞のカテーテルから心筋保護液注入	頸部分枝の血流
麻酔科医の着眼点	人工心肺の流量	術野での心臓の脱血具合	逆行性脳灌流圧 rSO₂	右橈骨動脈圧とrSO₂の変化
麻酔科医の行動	呼吸停止 輸液ストップ 加温装置停止	人工心肺の流量確認	頭低位に	右総頸動脈と右鎖骨下動脈の灌流確認

オープンステント挿入 遠位側断端形成	人工血管吻合	遮断解除	人工心肺離脱

TEE によりオープンステントを確認

内膜，粥腫，大動脈壁損傷

深すぎ→対麻痺
浅すぎ→migration

サイズ不適合
→エンドリーク

遠位部吻合後，左大腿動脈からの送血で人工血管を回路血で満たす（図7）

人工血管を血液で満たした後人工血管側枝送血に変更
左鎖骨下→左総頚→腕頭→中枢の順に吻合（図8）

閉胸後の血行動態
SvO₂ 81%
CO 4.7/CI 2.5
BP 110/45 mmHg
PA 24/14 mmHg
CVP 9 mmHg

大腿動脈から送血し人工血管のエア抜き	人工血管側枝から送血し体循環再開　冠動脈血流再開　心腔内遺残空気除去	大腿動脈送血管と上大静脈の逆行性カニューレの抜去	人工心肺残血の返血
		心室ペーシング 50〜90 bpm	心房ペーシング 80 bpm もしくは自己調律
	腕頭動脈吻合時から加温開始	徐々に復温	35℃以上
オープンステントの開口具合と先端位置	頸部分枝の血流	遺残空気：肺静脈，心房・心室中隔，左心耳，心尖部	心機能　心腔内遺残空気	肺動脈カテーテルの血行動態パラメータとTEEによる心機能，特に右室に注目
右足背動脈圧 rSO₂	右橈骨動脈圧 rSO₂	血液製剤や血管作動薬の使用具合，ヘパリンの使用量	術野目視での心機能確認	
体循環の成立と尿量確認		頭高位に　FNG値確認　FFP解凍	頭低位に	必要に応じてノルアドレナリン 0.025 μg/kg/min，血液製剤など投与

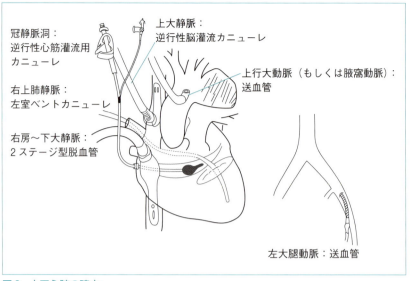

図2 人工心肺の確立
上行大動脈に送血管，右房から下大静脈へ向けて2ステージ型の脱血管，上大静脈に逆行性脳灌流カニューレ，右上肺静脈から左室ベントカニューレ，冠静脈洞に逆行性心筋灌流用カニューレを挿入。同時に，左大腿動脈にも送血管を挿入。

離体外循環の方法や分枝再建の順番についても各施設で相違があり，いまだ議論の収束をみていない。この多様性が，初学者にとって胸部大血管手術の麻酔の敷居を高くさせていることは否めない。まずは展開ごとに各部位のモニタリングの意味を理解することが重要である。

低体温循環停止

人工心肺により患者の体温を下げ，脳や全身臓器の虚血許容時間を得る[3]。この間に人工血管の吻合を行うが，低体温にすればするほど臓器の代謝が抑えられ，虚血許容時間が延長する(図3)。反面，血小板や凝固因子は失活し，人工心肺離脱後の止血に難渋する。このトレードオフにおいて何℃まで冷却するかは，手技・施設間で考え方に相違がある。かつては18℃の超低体温循環停止法が主流であったが，近年では抑える傾向にあり，当施設では28〜25℃までとしている。

脳分離体外循環

目標体温に到達後，人工心肺のポンプを停止し"循環停止"の状態とする。この時点では，脳および全身に血液は流れていない。すみやかに血液を脳へ灌流する"脳分離体外循環"を行う必要がある。

まずは全身冷却中に挿入しておいた上大静脈の送血カニューレから逆行性脳灌流 retrograde cerebral perfusion (RCP)を行い，脳虚血の時間を短縮する(図4)。そし

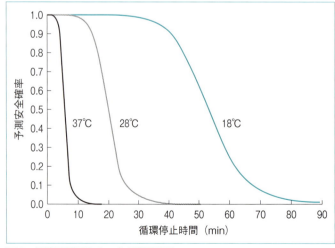

図3 低体温循環停止の安全限界時間(文献3より)

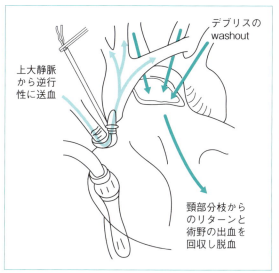

図4 逆行性脳灌流

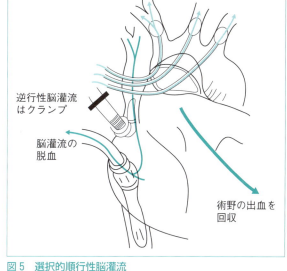

図5 選択的順行性脳灌流

て，弓部3分枝にカテーテルを挿入して，選択的順行性脳灌流 selective cerebral perfusion（SCP）を確立する（図5）。このとき，右腕頭動脈へのカテーテルが深く入りすぎると，脳または右腕への血流が途絶するため注意する（図6）。

脳を護るためには，外科医や臨床工学技士の意図と戦略を理解する必要がある。特に，右橈骨動脈圧は右総頸動脈圧を反映している。前額部 NIRS の値と併せて観察を怠らない。

オープンステント挿入〜人工血管吻合

解離が下行大動脈に及んでいて，胸部正中切開創からのアプローチが困難な場合はオープンステント挿入を行う。ステントを挿入し，TEE にて位置や太さを確認する。下行大動脈の深く（T_7 レベル以遠）にステントが挿入された場合は対麻痺のリスクとなるため注意が必要である。続いて，ステントの中枢側の処置ならびに分枝付き人工血管への吻合が行われる（コメント1）。吻合が終わったら大腿動脈からの送血を再開して，新しい人工血管内を血液で満たす（図7）。当施設では，左大腿動脈からの送血はこのためのみに使用し，以後は人工血

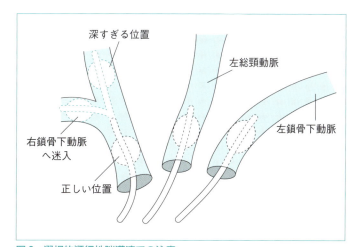

図6 選択的順行性脳灌流での注意

管の小彎側の分枝に人工心肺の送血管を吻合して，この分枝から送血を行い，体循環再開となる。このとき，下肢に挿入した動脈ラインは人工血管より末梢の全身灌流圧を反映する。当施設では，遠心ポンプの回路内に脳灌流分を担うローラーポンプが組み込まれた "two-pump system"[4] を使用し，脳灌流と全身灌流の流量を別々に管理している。その後は，左鎖骨下動脈，左総頸動脈，腕頭動脈の順に吻合していく（頸部分枝吻合，図8）。1か所吻合するごとに，順行性脳灌流のカテーテルを抜去していく。

> **コメント 1**
>
> **遠位部断端形成〜人工血管吻合**
>
> 手術としては術後の良好な止血を得るために一番重要なポイントとなる。なぜなら，遠位側吻合部からの出血は人工心肺から離脱した後では止血処置が困難であり，若手麻酔科医にとって，大血管の麻酔が終わりのみえない輸血ポンピングという筋トレだったことしか記憶に残らない事態になってしまうからである。心臓血管麻酔に魅力を感じるか，悪い印象をもつか，後々に響く重要なポイントだろう。

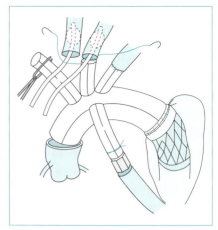

図8　頸部分枝吻合

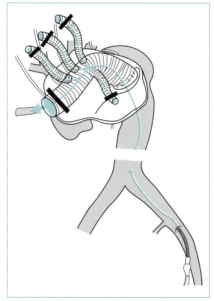

図7　人工血管を回路血で満たす

最後に，人工血管の中枢側を上行大動脈と吻合して完了となる。

人工心肺から離脱したら，送血に用いた人工血管の分枝を根元で結紮する（腔内に血液が滞留して血栓ができないように注意する）。

循環再開・復温

大動脈遠位端への人工血管吻合が終わり停止していた体循環が再開する。この時，脳への灌流圧の指標となる右橈骨動脈圧，下半身への灌流圧を反映する下肢動脈圧をモニタリングしている。それぞれの灌流圧を把握し臨床工学技士とコミュニケーションを取りながらそれぞれの灌流量を調節，循環作働薬を用いて管理していく。また，尿流出の再開を注意深く観察していく。

人工心肺からの離脱

復温が完了し，全分枝の吻合が終了したら，人工心肺離脱へと進む。心機能の保たれた全弓部置換術の人工心肺離脱は出血との戦いであることが多く，循環血液量を把握する力を養うよい訓練となる。まず，心臓血管麻酔の初歩としての全弓部置換術では，"理想的な循環血液量"を保つことを意識していただきたい（コメント2）。

心血管作働薬

術前から心機能が保たれている症例の場合は，強心薬は必要最小限にとどめ，昇圧薬として 0.03μg/kg/min 程度の少量のノルアドレナリンを使用している。"循環停止"を伴う人工心肺離脱直後は，末梢血管抵抗が低下する傾向が多い[5]ためである。心機能も体温の復温とともに回復するため，ICU帰室後も多量の強心薬を必要とする症例はそれほど多くはない。もし術前から心機能の低下が著明であれば，原因を検索しなければならない。

本症例の離脱はノルアドレナリンのみで

可能であった。

人工心肺離脱後の止血抗凝固管理

プロタミンを緩徐に投与してヘパリンを中和する。その投与量は総ヘパリン投与量やヘパリンの半減期、人工心肺での最終の活性凝固時間(ACT)値などから判断している。また、凝固因子を回収するため、人工心肺離脱後は可能なかぎり人工心肺の残血を体内に戻すよう心掛ける。返血後も適宜プロタミンは追加する。その半減期は数分なので、ACTの値を確認しながら約15分間隔で20～30 mg程度を追加投与する。

血液製剤の使用について

基本方針として、投与量は必要最小限にする。人工心肺離脱後からHb値は8 g/dL以上を維持するようにRBCを使用し、血小板は準備されていれば必ず使用している(DPCへの対応のため)。FFPは出血量にもよるが、人工心肺中のRBCの使用量と術前や術中のFNG値を参考にし、投与量は10 mL/kgほどと最小限にしている。

本症例ではRBC 4単位(人工心肺)、FFP 4単位、PC 20単位を使用した。

閉胸～搬送

人工心肺離脱後、止血が得られたと判断されれば閉胸へと移る。閉胸に際して問題となるのは、やはり右心機能である。右室は収縮能ではなく拡張能を主要な機能としている[6]ため、物理的に拡張するスペースを奪われる閉胸は主に右心機能が障害される。これはほかの心臓手術と同様である。人工心肺離脱に心血管作動薬が不要であっても、この段階で必要となる可能性はある。閉胸直前まで心臓を目視して、その張り具合や調律に十分注意を払わなければならない。

閉胸後はTEEで心機能を再評価する。心機能が術前と比べて低下していると判断したら、サポートをする薬物を早めに投与

> **コメント2**
>
> 人工心肺からの離脱が心臓血管麻酔の醍醐味と感じている麻酔科医も多いと思う。それは熟練の技を感じさせるが、系統的に心機能と循環血液量を解釈する習慣を絶えず持ち続ければ、初学者でもその醍醐味を垣間見ることはできる。そして、心臓血管麻酔のエキスパートになる決意を抱くかもしれない。

するべきである。TEEの所見、心拍出量や混合静脈血酸素飽和度($S\bar{v}O_2$)の値から総合的に判断し、ニトログリセリンを0.5 μg/kg/minで持続投与、ドパミンもしくはドブタミンを3～5 μg/kg/min程度、必要に応じて閉胸前から負荷しておくことは有用であると考えている。

無事閉胸でき、閉創からICUへ搬送に移る。transitional opioidとしてフェンタニルを、最終的には総量として10 μg/kgになるように人工心肺中から間欠的に投与している。手術終了後も担当麻酔科医は絶えずドレーンの出血量に注意を払い、いつでも再開胸ができるよう準備しておく。手術も長時間にわたり、やり遂げた安心感と集中力の低下で思わぬ事故が起こる。ライン類の事故的抜去などには十分気をつけて、ICU到着まで油断することなく踏ん張りたい。また、移動時には麻酔が浅くなりすぎると、血圧の変動をきたし再出血のリスクになる。

本症例は手術時間5時間15分、人工心肺時間2時間47分、循環停止53分であった。ICU入室後は血液製剤の追加使用はなく、15時間30分後に人工呼吸器から離脱した。

胸部大動脈瘤の手術は日本のお家芸と言っても過言ではない。幾多のサムライ心臓血管外科医が工夫を重ね現在に至っている。初学者にとって、めまぐるしく変化する体外循環についていくことだけでも敷居が高い。本稿では、慢性大動脈解離に対する予定手術を取り扱った。その向こうには急性

大動脈解離での緊急手術というさらに一段高い山が待っている。さあ，その頂に向かって登り始めていこうではないか。

(関 厚一郎，能見 俊浩)

文献

1. Uhlig C, Bluth T, Schwarz K, et al. Effects of volatile anesthetics on mortality and postoperative pulmonary and other complications in patients undergoing surgery : a systematic review and meta-analysis. Anesthesiology 2016 ; 124 : 1230-45.
2. Richebé P, Pouquet O, Jelacic S, et al. Target-controlled dosing of remifentanil during cardiac surgery reduces postoperative hyperalgesia. J Cardiothorac Vasc Anesth 2011 ; 25 : 917-25.
3. Kouchoukos NT, Blackstone EH, Hanley FL, et al. Kirklin/Barratt-Boyes cardiac surgery. 4th ed. Philadelphia : Elsevier-Saunders, 2013.
4. Sasaki H, Ogino H, Matsuda H, et al. Integrated total arch replacement using selective cerebral perfusion: a 6-year experience. Ann Thorac Surg 2007 ; 83 (2) : S805-10.
5. Laffey JG, Boylan JF, Cheng DC. The systemic inflammatory response to cardiac surgery : implications for the anesthesiologist. Anesthesiology 2002 ; 97 : 215-52.
6. Galiè N, Humbert M, Vachiery JL, et al. 2015 ESC/ERS Guidelines for the diagnosis and treatment of pulmonary hypertension. The Joint Task Force for the Diagnosis and Treatment of Pulmonary Hypertension of the European Society of Cardiology (ESC) and the European Respiratory Society (ERS) : Endorsed by: Association for European Paediatric and Congenital Cardiology (AEPC), International Society for Heart and Lung Transplantation (ISHLT). Eur Heart J 2016 ; 37 : 67-119.

第13章

感染性心内膜炎

多様な病態を把握した管理を目指して

感染性心内膜炎 infective endocarditis (IE)は，感染部位や経過においてさまざまな病態を呈するため診断に時間を要し，その間に重篤な合併症を発症することも少なくない。本稿では，日本，米国，欧州のIEガイドラインを中心に，IEの病態，診断，合併症について解説し，周術期管理のポイントについて述べる。

症例

75歳の男性。身長167 cm，体重90 kg。2年前に重症大動脈弁逆流症に対して生体弁を用いた大動脈弁置換術を施行した。今回，39℃台の発熱，悪寒，戦慄を認め，身体所見や血液検査所見から，敗血症，播種性血管内凝固(DIC)と診断され，DIC治療と2回の血液培養検査施行後に第3世代セフェム系抗菌薬(セフトリアキソン)2 g/日投与が開始された。第3病日に施行した経胸壁心エコー transthoracic echocardiography(TTE)では明らかな疣腫や弁破壊を伴う弁逆流所見はなかった。

IEの疫学

IEは，心内膜，弁膜，大血管内膜表面に細菌集簇を伴う疣腫を形成し，弁膜症や心不全などの循環器症状，菌血症，塞栓症などの多彩な症状を呈する全身性敗血症性疾患である[1]。院内死亡率は11〜26％と非常に高く，また，うっ血性心不全(43％)，脳合併症(31％)なども高率に合併する[2]。発症頻度は10万人あたり1.5〜7.9人であり，罹患者の平均年齢は57.2歳で男性(66.3％)に多い[3,4]。

IEの病態

発症には，非細菌性血栓性心内膜炎 non-bacterial thrombotic endocarditis (NBTE)の存在が重要である。NBTEは，弁膜症や先天性心疾患に伴う異常血流や人工弁置換術後などの異物の影響で生じる。NBTEを有する患者が歯科，泌尿器科，耳鼻咽喉科，婦人科などの外科処置を受けた際に起炎菌が血管内に侵入し，一時的な菌血症を契機にNBTE部位に菌が付着・増殖し疣腫を形成する。したがって疣腫は，逆流血流が当たる房室弁の心房側や半月弁の心室側，シャント血流や狭窄血流などの異常ジェット血流が心内膜面に当たるところに認められる[1]。日本における報告では，IE患者の8割に心疾患を認め，その多くは術後を含む弁膜症患者であった。また，糖尿病，担癌状態，ステロイド使用，血液透析も危険因子である[2,4]。

表1 IEの臨床学的診断基準（Duke診断基準）

【確診】
〈病理学的基準〉
　培養，または疣腫，塞栓を起こした疣腫，心内膿瘍の組織検査により病原微生物が検出されること，または，病理組織：組織学的に活動性の心内膜炎を呈する疣腫や心内膿瘍の存在
〈臨床的基準〉
　大基準2つ，または大基準1つと小基準3つ，または小基準5つ
【可能性】
　大基準1つと小基準1つ，または小基準3つ
【否定的】
　（1）別の確実な診断
　（2）4日以内の抗菌薬投与により症状が消失
　（3）4日以内の抗菌薬投与後の手術時または剖検時にIEの病理学的所見が認められない
　（4）上記の【可能性】の診断基準を満たさない

大基準

1. 血液培養陽性
   a. 2回の血液培養でIEに典型的な起炎菌の同定
      Streptococcus viridans または *bovis*
      HACEKグループ
      Staphylococcus aureus
      他に感染巣のない市中感染型 *Enterococcus*
   b. IEに矛盾しない起炎菌が血液培養で持続的に陽性，または
   c. 1回でも血液培養で *Coxiella burnetti* が陽性，または抗phase1 IgG抗体価が800倍以上
2. 心内膜への浸潤所見
   a. 心臓超音波検査におけるIEに特徴的な所見
      弁やその支持組織，逆流ジェット通路内，人工物上に存在する解剖学的に説明できない振動性腫瘤
      膿瘍
      人工弁の新たな部分的裂開
   b. 新規の弁逆流（既存の雑音の悪化や変化のみでは十分でない）

小基準

1. 素因となる心疾患または静注薬物使用者
2. 38.0℃以上の発熱
3. 血管現象：主要血管塞栓，敗血症性肺梗塞，感染性動脈瘤，頭蓋内出血，眼球結膜出血，Janeway斑
4. 免疫学的現象：糸球体腎炎，Osler結節，Roth斑，リウマチ素因
5. 微生物学的所見：上記大基準を満たさない血液培養陽性，またはIEに矛盾しない活動性炎症の血清学的証拠

HACEKグループ：
Haemophilus aphrophilus, Haemophilus paraphrophilus, Aggregatibacter actinomycetemcomitans, Cardiobacterium hominis, Eikenella corrodens, Kingella kingae

(Li JS, et al. Proposed modifications to the Duke criteria for the diagnosis of infective endocarditis. Clin Infect Dis 2000; 30(4): 633-8, by permission of Infectious Diseases Society of America)

表2 2015 ESCガイドラインにおけるIEの画像診断基準

a. 心臓超音波検査陽性所見
　・疣腫
　・膿瘍，仮性動脈瘤，心内瘻孔
　・弁穿孔または弁膜瘤
　・新たな人工弁の部分的裂開
b. 人工弁置換部位周囲における ^{18}F-FDG PET/CT（人工弁置換後3か月以上経過している場合）や標識白血球シンチ SPECT/CT による異常取り込み
c. 心臓CTにおける明らかな弁周囲病変

(Habib G, et al. 2015 ESC Guidelines for the management of infective endocarditis: The Task Force for the Management of Infective Endocarditis of the European Society of Cardiology (ESC). Endorsed by: European Association for Cardio-Thoracic Surgery (EACTS), the European Association of Nuclear Medicine (EANM). Eur Heart J 2015;36:3075-128. With permission of Oxford University Press (UK)© European Society of Cardiology, www.escardio.org/guidelines.)

IEの診断

IEの主病態は，敗血症，心不全，塞栓症であるが，病像は多岐にわたるため，実臨床では素因，発症契機，症状，画像診断，血液培養所見，臨床経過などを総合的に判断して診断を確定する．診断には，Duke診断基準（1994年発表，2000年一部改訂）を用い，病理学的基準と臨床的基準から，「確診」「可能性」「否定的」の3段階で評価する（表1）[5]．Duke診断基準の診断感度は80%とされるが，病初期や人工弁置換後，ペースメーカ植込み術後の症例では，

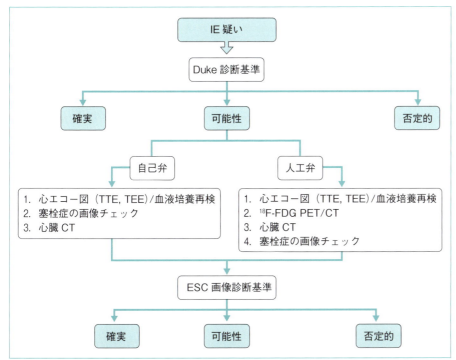

図1 新しい画像診断を組み入れたIEの診断基準
〔日本循環器学会. 感染性心内膜炎の予防と治療に関するガイドライン(2017年改訂版). http://www.j-circ.or.jp/guideline/pdf/JCS2017_nakatani_h.pdf (2018年8月閲覧)より〕
ESC：欧州心臓病学会，FDG：フルオロデオキシグルコース，IE：感染性心内膜炎，TEE：経食道心エコー図，TTE：経胸壁心エコー図

診断感度が低下する[1]。

　画像検査はIEの診断において大切なツールであり，その中でも心臓超音波検査はIEの診断，管理の両方において重要な役割を果たす．欧州心臓病学会European Society of Cardiology(ESC)のIEガイドラインでは，Duke診断基準に加え画像診断基準（表2）も大基準に含まれる[6]．日本の『感染性心内膜炎心内膜炎の予防と治療に関するガイドライン(2017年改訂版)』の診断アルゴリズムを図1に提示する[1]．

IEにおける心臓超音波検査の重要性

超音波装置の進歩に伴い診断精度は向上しており，近年の報告ではTTEの疣腫検出の感度は自己弁で70％程度，人工弁で50％程度，経食道心エコーtransesophageal echocardiography(TEE)の疣腫検出感度は自己弁，人工弁ともに90％以上である．また，疣腫検出の特異度はTTE，TEEともに高く90％程度である．一方，弁周囲膿瘍検出の感度は，TTEよりもTEEのほうが高く(30〜50％ vs. 50〜90％)，特異度はともに90％以上である[1,7〜9]．

　TTEは，感度，特異度ともにTEEより若干劣るものの，低侵襲であり，IEが疑われる症例は全例で施行すべきである．また，抗菌薬治療中の経過観察や新たな心内病変の早期発見にも有用である．

　TEEはTTEより侵襲は大きいが病変の検出精度は高いため，人工弁やその他のデバイスによる影響などが原因の画像不良によりTTEでは診断できない症例や，TTEでは陰性であるがIEの可能性が強く疑われる症例，TTEで陽性であっても心内合併症の評価を行いたい場合に施行する．また，病初期はTEEでも病変を検出することが難しい場合もあるので，3〜7日後に

再度評価すべきである。

リアルタイム3D TEEは2D TEEよりも疣腫の形態，人工弁の離開，弁穿孔の評価に有用である。しかし，ゲイン調整により疣腫の大きさを過大評価してしまう可能性や，低い時間分解能が高速で振動する疣腫の評価には適さないなどの課題もあり，使用にあたっては注意する[8]。

経過1

DICは改善傾向であったが，抗菌薬開始後も炎症反応の改善は認めなかった。血液培養2セットからメチシリン感受性黄色ブドウ球菌 methicillin-susceptible *Staphylococcus aureus*（MSSA）が検出されたため，抗菌薬をセファゾリン＋リファンピシンに変更した。第14病日のTTE所見でも明らかな疣腫や弁膜症は認めなかったが，人工弁置換術後であること，Osler結節とRoth斑や多発脳梗塞を認めたこと，感受性のある抗菌薬投与を行っても感染のコントロールがつかなかったため，第15病日にTEEを施行したところ，大動脈人工弁に疣腫を認め，IEの確定診断となり手術の方針となった。

IEの外科的適応

起炎菌，疣腫のサイズ，弁周囲の感染の存在，塞栓症や心不全の存在，年齢，非心臓合併症，術者の熟練度などの複数の臨床的因子や予後因子が患者ごとに異なるため，外科的治療の決定は非常に難しい。外科的治療の適応やタイミングは，循環器内科医，画像診断医，心臓外科医，感染症内科医などのさまざまな分野の専門医からなる診療チームにより総合的に判断されるべきである。

手術の有用性，時期に関する明確なエビデンスは現在のところ乏しい。以前の報告では，抗菌薬による感染のコントロール後に手術を施行した患者で手術死亡率が低かったため（treated IE vs. active IE；僧帽弁4.0% vs. 14.9%[10]，大動脈弁7% vs. 15%[11]），従来の治療はこれに従っていた。しかし，近年の報告では，進行する心不全，心内構築の破壊，難治性感染症，塞栓症の可能性があるような内科的治療の高リスク群に対しては，早期の外科的治療により入院死亡率が低下することが示されており[12〜16]，『感染性心内膜炎の予防と治療に関するガイドライン（2017年改訂版）』に反映されている（表3）。中枢神経合併症を有する場合でも，神経学的所見が重症（昏睡，脳ヘルニアなど）でない限り，適応がある場合には手術を遅らせるべきではない。しかし，出血性脳梗塞を認める場合は，術中のヘパリン使用による出血巣増大など中枢神経合併症を悪化させる可能性があるため，4週間の待機が望ましい。

術前診察のポイント

通常の全身麻酔時に行う術前評価に加え，外科的治療が必要となるIEでは，上記のように心不全や心内構築の破壊，塞栓症を発症している可能性が高いため，詳細な情報収集が必要となる。心不全の評価（自覚症状，活動性，胸部X線写真），心臓超音波による評価（弁膜症，弁輪部膿瘍，疣腫の付着部位，弁周囲逆流，心内シャントの有無，冠動脈，心機能），塞栓症の評価（CT，MRI），腎機能の評価，起炎菌の同定（血液培養），などを確認し，リスク評価を行う。

心不全評価

心不全はIEに最も多くみられる合併症であり，自己弁IEの約半数に生じ，僧帽弁よりも大動脈弁への感染によるものが多い。自己弁では感染による腱索や弁葉の断裂，弁穿孔，疣腫による弁閉鎖の阻害に伴う弁逆流は急性発症であることが多く，容量負荷に心室が耐えられずに急速なうっ血性心

表3 IEに対する早期手術についての推奨とエビデンスレベル

状況	適応，推奨など[*1]	緊急度	推奨クラス	エビデンスレベル
心不全	急性高度弁機能不全または瘻孔形成による難治性肺水腫・心原性ショック	緊急	I	B
	高度弁機能不全，急速に進行する人工弁周囲逆流による心不全	準緊急	I	B
難治性感染症	弁輪部膿瘍，仮性動脈瘤形成，瘻孔形成，増大する疣腫や房室伝導障害の出現	準緊急	I	B
	適切な抗菌薬開始後も持続する感染（投与開始2〜3日後の血液培養が陽性，3〜5日間以上下熱傾向を認めない）[*2]があり，ほかに感染巣がない	準緊急	IIa	B
	真菌や高度耐性菌による感染	準緊急/待機的	I	C
	抗菌薬抵抗性のブドウ球菌，非HACECKグラム陰性菌による人工弁IE	準緊急/待機的	IIa	C
	人工弁IEの再燃	準緊急/待機的	IIa	C
塞栓症予防	適切な抗菌薬開始後も1回以上の塞栓症が生じ，残存（>10mm）または増大する疣腫	準緊急	I	B
	10mmを超える可動性の疣腫および高度弁機能不全がある自己弁IE[*3]	準緊急	IIa	B
	30mmを超える非常に大きい孤発性の疣腫	準緊急	IIa	B
	10mmを超える可動性の疣腫[*4]	準緊急	IIb	C
脳血管障害合併時の手術時期	脳梗塞合併時にも，適応があればIE手術を延期すべきではない 注）昏睡やヘルニア，脳出血合併例，大きな中枢性病変を除く	—	IIa	B
	新規の頭蓋内出血を認めた場合，4週間は開心術を待機することを提案する 注）微小出血を除く	—	IIa	B

[*1] とくに断りのない場合には自己弁IE，人工弁IEの両方についての記載である
[*2] 感染症状の評価は下熱の程度や白血球数，CRPの炎症マーカーだけにとらわれず，血液培養の陰性化を基本として総合的に判断する
[*3] とくに手術リスクが低い場合には早い手術が望ましい
[*4] とくに人工弁の場合，自己弁で僧帽弁前尖が関与する場合，ほかに相対的な手術適応がある場合
緊急：抗菌薬投与24時間以内，準緊急：抗菌薬投与後数日以内，待機的：抗菌薬投与1〜2週後
〔日本循環器学会．感染性心内膜炎の予防と治療に関するガイドライン（2017年改訂版）．http://www.j-circ.or.jp/guideline/pdf/JCS2017_nakatani_h.pdf（2018年8月閲覧）より〕

不全像を呈する．また，大動脈弁にIEが生じた場合には，菌血症を伴う大動脈弁逆流ジェットが僧帽弁前尖に当たることで続発性にIEが生じ，その部位に形成された弁瘤が穿孔して僧帽弁逆流が起こることがある．

人工弁では，疣腫による弁閉鎖障害や生体弁の破壊，弁周囲膿瘍による弁周囲逆流 paravalvular regurgitation や弁剝離・脱着 dehiscence/detachment が主な原因となる．弁輪部膿瘍の好発部位は大動脈弁僧帽弁移行部であり，この部位は解剖学的に線維組織により形成されるが，脂肪組織に富み血流が少ないため，一度感染が起こると治りにくく，膿瘍が拡大していく傾向にある[1]．大動脈弁位の弁輪部膿瘍は，弁輪部の最も脆弱な部分である膜性中隔と房室結節に近い部位に生じやすく，完全房室ブロックや左脚ブロックが続発しやすい．

そのほかにも，冠動脈への塞栓や炎症の波及，膿瘍による冠動脈圧迫に伴う急性冠症候群などの冠動脈への影響，弁周囲感染からの心筋瘻孔，疣腫による弁狭窄，弁座の動揺なども心不全の原因となる．

大規模前向きコホート研究における心不全合併例の検討では，心不全を呈した患者の66.7%がNew York Heart Association（NYHA）分類III度またはIV度の重症心

表4 IEにおける心不全の評価項目

① 自覚症状
　活動性や呼吸困難感の程度，NYHA分類
② 身体所見，バイタルサイン，検査所見
　心雑音の聴取，心原性ショックの有無，血中BNPや心筋トロポニンなど
③ 胸部X線写真
　心胸郭比や肺うっ血の程度
④ 心電図
　心筋虚血や伝導路障害の有無
⑤ TTE・TEE
　心機能，疣腫の部位や可動性，弁膜症の程度，弁周囲膿瘍の部位

表5 IEにおける塞栓症合併のリスク因子

疣腫の性状
- >10mm または >15mm
- 抗菌薬投与にかかわらず増大
- 可動性に富む
- 僧帽弁前尖
- 多弁性
- 起炎菌（S. aureus, Candida, HACEK群）

臨床背景
- 高齢
- 塞栓症の既往
- 心房細動合併
- 糖尿病合併

不全であり，予後が不良であった[17]。心不全の評価項目を表4に提示する。

塞栓症評価

塞栓症は，IE患者の20〜50％に合併するが，無症候性のものまで含めると実際にはもっと多いと言われている。塞栓部位の65％近くが中枢神経系であり，そのうち90％が中大脳動脈領域に起こる[18]。その他の部位としては，左心系IEであれば脾臓，腎臓，四肢動脈，肝臓，腸，冠動脈など，右心系IEであれば肺に生じる[1]。

IEに対する開心術では，大動脈遮断までは循環動態の変動に伴い塞栓症を発症する可能性が高く，術前に危険因子（表5）を評価しておくことが重要である。また，中枢神経系の塞栓症を術前から合併する場合は，脳梗塞の領域とそれに伴う神経学的症状を詳細に評価し，術後に新たな病変を発症していないかを比較すること，また脳出血部位があればヘパリン投与により症状増悪をきたす可能性があるため，頭部画像検査により確認することが重要である。

腎障害

IEでは，①塞栓症による腎梗塞，腎膿瘍，②免疫複合体による腎炎（巣状糸球体腎炎，びまん性糸球体腎炎），③抗菌薬による腎障害（アミノグリコシド系やセフェム系による腎毒性など），④血行動態の影響（腎前性腎障害），⑤カテーテル長期留置に伴う尿路感染症，などを機序として腎障害を合併する。IEにおける腎障害の合併率は約1/3にものぼり，合併例では，予後・手術成績ともに不良である[1]。そのため，術前に腎機能評価を行い，腎保護戦略を考慮する。

経過2

麻酔導入後のTEEによる画像所見で大動脈人工弁に疣腫を認めた（図2）。胸骨正中切開下に問題なく人工心肺を確立し，感染した弁の除去および感染巣の掻爬を行った後に，生体弁を用いた大動脈弁再置換術を施行した。

その後は炎症反応も改善傾向であった。

外科的治療

外科的治療のポイントは，感染組織の完全な除去と弁機能の回復である。そのため術式は感染の波及範囲で決定される。感染が弁尖に限局していれば，人工弁置換術を選択し，弁輪などの周囲組織まで波及していれば，心膜を用いたパッチ形成などで弁輪部の再建を追加する。人工弁の選択に関して，機械弁と人工弁の感染再発率に有意差はない[19]。また弁形成を行う際は，人工物の使用は最小限にすべきとされる[1]。

僧帽弁のIEに関しては，弁形成術の優れた成績も報告されている[20]。僧帽弁形成術は弁置換術と比べ，弁下部組織の温存により左室機能が保持され，塞栓症や出血

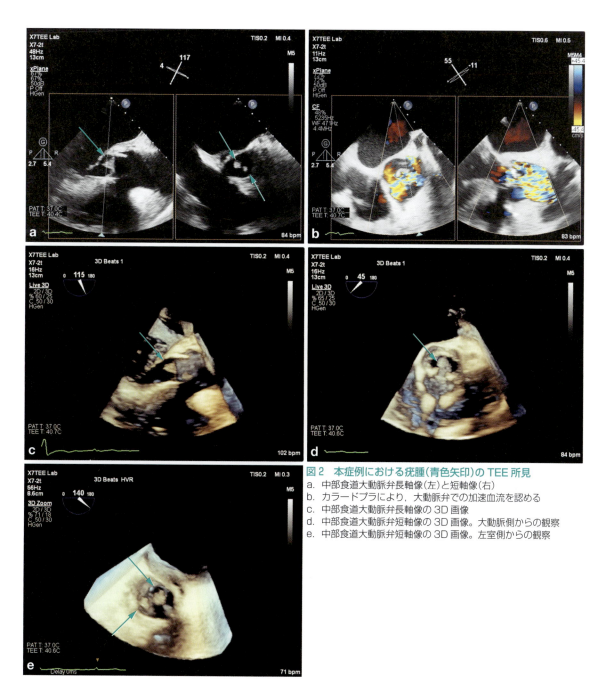

図2　本症例における疣腫（青色矢印）のTEE所見
a. 中部食道大動脈弁長軸像（左）と短軸像（右）
b. カラードプラにより，大動脈弁での加速血流を認める
c. 中部食道大動脈弁長軸像の3D画像
d. 中部食道大動脈弁短軸像の3D画像。大動脈側からの観察
e. 中部食道大動脈弁短軸像の3D画像。左室側からの観察

合併症，遠隔期の弁機能低下といった人工弁関連合併症を回避できる可能性がある。弁の穿孔病変には自己心膜または異種心膜でのパッチ修復術，腱索断裂には人工腱索での修復を行う。弁輪部膿瘍の形成や正常構造が破綻した重症例では，弁置換と弁輪部や周囲の再建が必要となる。

大動脈弁のIEに関しては弁置換術が選択され，また弁輪部膿瘍を形成し弁輪が広く破壊されている症例では基部置換術（Bentall手術）が必要となる。広範な弁輪部膿瘍を合併する場合や，大動脈基部膿瘍形成により引き起こされる左室と大動脈が解離するleft ventricular-aortic discontinuityを合併している症例では，僧帽弁の同時置換術も選択肢となる。人工弁感染症

などで広く弁輪を含めて郭清した際の代用弁として，ホモグラフトの使用は感染再発を低下させることが示されており，推奨される[1,12]）。

麻酔管理のポイント

基本的な循環管理に関しては，IEに伴う弁膜症の循環動態を念頭に置く。IEの麻酔管理におけるポイントは以下の4点である。
①心不全に注意した麻酔管理
②疣腫による塞栓症リスクの認識
③TEEによる評価
④腎障害合併症例での腎保護

前述のように，IEでは心不全合併例が多いので，麻酔導入前から観血的動脈圧をモニタリングし，導入にはミダゾラムやフェンタニルなどの循環抑制作用の少ない薬物を用いる。また，早めのドパミン，ドブタミン，ノルアドレナリンなどのカテコールアミンを用いた循環サポートも考慮する。

疣腫による塞栓症発症の可能性を常に意識することも重要である。気管挿管後にTEEのプローブを挿入し，術前と疣腫の形態および弁膜症や弁周囲膿瘍，心内シャントなどに大きな変化がないことを確認する。開心術では肺動脈カテーテルを用いる場合が多いが，右心系のIEの場合は，カテーテル挿入時に疣腫による塞栓症を引き起こす危険を回避するために，感染部位を超えたガイドワイヤー操作やカテーテル留置を行わないことを心がける。症例によっては，FloTrac™センサーとPreSep™カテーテル（エドワーズライフサイエンス社）で代用することも考慮する。

急激な循環動態の変動は塞栓症を引き起こす可能性があるため，手術侵襲に対し適切な麻酔深度を維持し，大動脈遮断を行うまで定期的にTEEを用いて疣腫の形態変化がないかを確認する。塞栓症は中枢神経系に起こることが多いため，術中は局所脳組織酸素飽和度（rSO_2）をモニタリングし，脳梗塞の早期発見に努める。ただし，rSO_2をモニタリングできる範囲は一部（多くは前頭葉領域）に限られることに留意する。また，術前の脳梗塞発症の症例では，人工心肺中を含め脳灌流圧を維持するように，平均血圧50 mmHg以上，動脈血二酸化炭素分圧40 Torr前後になるように注意する。

修復後はTEEを用いて手術手技の評価を行う。弁周囲組織が脆弱となっている可能性があるため，弁置換術では特に，弁周囲逆流の評価を入念に行い，また手術操作に伴う新たな病態形成の可能性も含めた全体的な心臓の評価も行う。

腎障害合併例では，腎灌流圧の維持を心がけ，術中の尿量に注意し，術後の一時的な持続的血液濾過透析を考慮する。

抗菌薬

IEの起炎菌で多いのは，緑色レンサ球菌（口腔内由来），黄色ブドウ球菌（体表由来），コアグラーゼ陰性ブドウ球菌（体表由来），腸球菌（腸管由来）であり，2013年の日本での報告でそれぞれの割合は，33.3%，21.0%（MSSA：13.5%，MRSA：7.5%），11.3%，9.8%と，これらで約75%を占める。近年は黄色ブドウ球菌の割合が増加している[2]）。黄色ブドウ球菌は組織破壊性が強く，また他の菌と比較して，菌の結合性が強固で菌塊を形成しやすいという特徴がある[21]）。

血液培養提出後，起炎菌が同定されるまでの間に抗菌薬を投与する場合は，経験にもとづいた抗菌薬が選択される（エンピリック療法）。この際に留意するのは，①発症様式（急性？亜急性？），②感染経路（市中？院内？医療関連？），③敗血症の重症度，④弁の種類（自己弁？人工弁？），⑤抗菌薬投与中であればその臨床的効果であり，これらから経験的に原因菌として頻度

表6 IEのエンピリック治療または血液培養陰性時の抗菌薬の推奨[*1]とエビデンスレベル

抗菌薬	投与量	推奨クラス	エビデンスレベル	備考
自己弁				
スルバクタム・アンピシリン ＋セフトリアキソン	1回3.0g，1日3〜4回 ＋1回2.0g，1日1回	Ⅱb	C	MRSAの可能性が低い場合 亜急性の臨床経過の場合
ダプトマイシン ＋セフトリアキソン	1回8〜10mg/kg，1日1回 ＋1回2.0g，1日1回	Ⅱb	C	ペニシリンアレルギーの場合
ダプトマイシン＋ スルバクタム・アンピシリン，またはパニペネム・ベタミプロン	1回8〜10mg/kg，1日1回 ＋ 1回3.0g，1日3〜4回 1回0.5g，1日3〜4回	Ⅱb	C	MRSAを考慮
バンコマイシン ＋ゲンタマイシン	1回1g，1日2回または 1回15mg/kg，1日2回 ＋1回2〜3mg/kg，1日1回	Ⅱb	C	ペニシリンアレルギーの場合 腸球菌も考慮 腎機能低下例，高齢者では注意
人工弁				
ダプトマイシン ＋セフトリアキソン	1回8〜10mg/kg，1日1回 ＋1回2.0g，1日1回	Ⅱb	C	セフトリアキソンはスルバクタム・アンピシリンでも可
ダプトマイシン ＋パニペネム・ベタミプロン	1回8〜10mg/kg，1日1回 ＋1回0.5g，1日3〜4回	Ⅱb	C	MRSAを考慮
バンコマイシン ＋ゲンタマイシン	1回1g，1日2回または 1回15mg/kg，1日2回 ＋1回2〜3mg/kg，1日1回	Ⅱb	C	ゲンタマイシンは1回1mg/kg，1日2〜3回でもよい 腎機能低下例，高齢者では注意

＊1 原因菌が判明したら標的治療を行う。
〔日本循環器学会．感染性心内膜炎の予防と治療に関するガイドライン（2017年改訂版）．http://www.j-circ.or.jp/guideline/pdf/JCS2017_nakatani_h.pdf（2018年8月閲覧）より〕

の高い菌種を推定し，それをカバーする抗菌薬を選択する。

　感染巣が自己弁の症例の場合，市中感染が疑われるなら，緑色レンサ球菌，ブドウ球菌，腸球菌，急性で重症感を伴うならブドウ球菌，β溶血性レンサ球菌が起炎菌であることが多い。また，高齢者では腸球菌が起炎菌のことが多い。人工弁や心内デバイスに感染巣がある症例は，起炎菌としてブドウ球菌や皮膚の常在菌であることが多い。

　エンピリック療法では，予想される起炎菌を広くカバーする抗菌薬の投与を行い（**表6**），起炎菌同定後は対応する抗菌薬（標的療法）に変更し，血液培養が陰性化するまで継続する[1]。エンピリック療法，標的療法のいずれにおいても，グラム陽性球菌（特にレンサ球菌）への相乗効果を期待したアミノグリコシド系抗菌薬の併用，機械弁のIEではバイオフィルムへの浸透性がよいリファンピシンの併用が行われる[22]。

　診断技術の向上により，IEの診断精度は向上してきているものの，いまだ院内死亡率は高く，また重篤な合併症を併発する。大規模無作為化比較試験による明確なエビデンスは確立していないが，近年の報告では，重症例に対する内科的治療困難症例に対しては早期の外科的治療が推奨される方向にある。そのため麻酔科医は，IEの病態，合併症に関する知識を深め，急性期IEの周術期管理に備える必要がある。

（﨑村 正太郎，辛島 裕士）

文献

1. 中谷敏ほか．感染性心内膜炎の予防と治療に関するガイドライン（2017年改訂版）(http://www.j-circ.or.jp/guideline/pdf/JCS2017_nakatani_h.pdf)（2018年4月1日閲覧）
2. Nakatani S, Mitsutake K, Ohara T, et al. Recent picture of infective endocarditis in Japan--lessons from Cardiac Disease Registration (CADRE-IE). Circ J 2013；77：1558-64.
3. Slipczuk L, Codolosa JN, Davila CD, et al. Infective endocarditis epidemiology over five decades: a systematic review. PLoS One 2013；8：e82665.
4. Hase R, Otsuka Y, Yoshida K, et al. Profile of infective endocarditis at a tertiary-care hospital in Japan over a 14-year period: characteristics, outcome and predictors for in-hospital mortality. Int J Infect Dis 2015；33：62-6.
5. Li JS, Sexton DJ, Mick N, et al. Proposed modifications to the Duke criteria for the diagnosis of infective endocarditis. Clin Infect Dis 2000；30：633-8.
6. Habib G, Lancellotti P, Antunes MJ, et al. 2015 ESC Guidelines for the management of infective endocarditis: The Task Force for the Management of Infective Endocarditis of the European Society of Cardiology (ESC). Endorsed by: European Association for Cardio-Thoracic Surgery (EACTS), the European Association of Nuclear Medicine (EANM). Eur Heart J 2015；36：3075-128.
7. 坂本二郎，泉 知里．感染性心内膜炎診断での役割．心エコー 2017；18：996-1003.
8. 松谷勇人，泉 知里．感染性心内膜炎疑い—TEEは誰にする？ 心エコー 2017；18：792-9.
9. Bonzi M, Cernuschi G, Solbiati M, et al. Diagnostic accuracy of transthoracic echocardiography to identify native valve infective endocarditis: a systematic review and meta-analysis. Intern Emerg Med 2018 in press.（https://doi.org/10.1007/s11739-018-1831-0）
10. Gammie JS, O'Brien SM, Griffith BP, et al. Surgical treatment of mitral valve endocarditis in North America. Ann Thorac Surg 2005；80：2199-204.
11. Aranki SF, Santini F, Adams DH, et al. Aortic valve endocarditis. Determinants of early survival and late morbidity. Circulation 1994；90：II175-82.
12. 真鍋 晋．術式別に学ぶ心臓血管手術：弁膜症と不整脈：感染性心内膜炎に対する手術適応とタイミング．Intensivist 2015；7：765-73.
13. Lalani T, Cabell CH, Benjamin DK, et al. Analysis of the impact of early surgery on in-hospital mortality of native valve endocarditis: use of propensity score and instrumental variable methods to adjust for treatment-selection bias. Circulation 2010；121：1005-13.
14. Thuny F, Beurtheret S, Mancini J, et al. The timing of surgery influences mortality and morbidity in adults with severe complicated infective endocarditis: a propensity analysis. Eur Heart J 2011；32：2027-33.
15. Funakoshi S, Kaji S, Yamamuro A, et al. Impact of early surgery in the active phase on long-term outcomes in left-sided native valve infective endocarditis. J Thorac Cardiovasc Surg 2011；142：836-42.
16. Farag M, Borst T, Sabashnikov A, et al. Surgery for Infective Endocarditis: Outcomes and Predictors of Mortality in 360 Consecutive Patients. Med Sci Monit 2017；23：3617-26.
17. Kiefer T, Park L, Tribouilloy C, et al. Association between valvular surgery and mortality among patients with infective endocarditis complicated by heart failure. JAMA 2011；306：2239-47.
18. Baddour LM, Wilson WR, Bayer AS, et al. Infective Endocarditis in Adults: Diagnosis, Antimicrobial Therapy, and Management of Complications: A Scientific Statement for Healthcare Professionals From the American Heart Association. Circulation 2015；132：1435-86.
19. Edwards MB, Ratnatunga CP, Dore CJ, et al. Thirty-day mortality and long-term survival following surgery for prosthetic endocarditis: a study from the UK heart valve registry. Eur J Cardiothorac Surg 1998；14：156-64.
20. Feringa HH, Shaw LJ, Poldermans D, et al. Mitral valve repair and replacement in endocarditis: a systematic review of literature. Ann Thorac Surg 2007；83：564-70.
21. 高橋若生，祢津静花，湯谷佐知子ほか．感染性心内膜炎に伴う脳卒中の臨床的検討．脳卒中 2016；38：219-25.
22. 千酌浩樹．麻酔科医が知っておくべき感染症の知識：基本的な感染症．日臨麻会誌 2017；37：513-31.

Part 2　各論
Section 2　冠動脈バイパス術

第 14 章

オフポンプ vs. オンポンプ

これからの冠動脈バイパス術を考える

20世紀末に産声をあげて冠動脈バイパス術の世界を一変させ，後に天皇陛下の手術で一躍，有名になったオフポンプ冠動脈バイパス術(OPCAB)は，その後のメタアナリシスの結果，期待されていたほどのアドバンテージがないといわれ始め，心臓外科医の間でも再検討の必要性がいわれている[1]。現状でOPCABが優位なことは，ヘパリン使用量が少ないので出血が少ない点だが，一方で，再血行再建率が高いと指摘され，吻合のクオリティが問われている。これまでのOPCABファーストの考えが変りつつある面もある。

本稿では，オフポンプとオンポンプ，それぞれの特性について心臓外科医の観点から術中の麻酔と併せて述べる。

▎オフポンプ時代の幕開け

冠動脈バイパス術(CABG)は，心臓の冠動脈に，新しい血液供給路を自家材料を用いて作成する手術ですので，いわば"心臓外"手術です。弁膜症のような"心臓内"手術の場合は，通常，心停止下で行われるため，人工心肺装置が必須となります。

人工心肺関連の合併症として，脳梗塞，心機能低下，呼吸障害，腎障害などが挙げられますが，とりわけCABGでは"術後右心不全"が問題でした。CABGの効果として術後に，左室機能の改善は明確にエコー上でも現れるのですが，右室に関しては，むしろ低下するとする論文が散見されます[2]。

"低侵襲"をキーワードに，そしてデバイスの進化や当時の心臓外科のトップランナーの方々の情熱で，OPCABが20世紀末に日本国内でも"いまどきの手術"として注目されました。人工心肺関連合併症の問題が解決され，より早い回復が可能な術式として，華々しく国内に拡散しました。同時に，人工心肺を使わない，心拍動下ならではの麻酔法や術後管理も必要となり，また手術室での抜管など，低侵襲と位置付けたその先の課題も現れ，現在に至っています。

以下では，まずOPCABにおける血行動態の術中維持について述べてから，オンポンプCABGと比較してみたいと思います。

▎OPCAB中の血行動態維持について

脈圧を指標に

OPCABの麻酔は心臓の脱転に伴い，ジェットコースターのように血圧が上がり下がりするイメージがあると思います。術中血圧に関しては，目安として収縮期血圧を重視すると，上がり下がりがより顕著になると思います。まずは"脈圧"を維持す

ることが重要です．心筋保護の観点からは，"冠動脈の灌流"の維持が重要です．脱転時の血圧は，収縮期なら60〜70 mmHg程度あれば十分です．しっかり脈圧のある波形が維持できているかが大切です．

外科医ともコミュニケーションをとって：吻合と心臓の脱転

OPCABにおける血行動態維持は，外科医側でも同時にある程度コントロールを行っていきます．実際の吻合は，OPCABでは"吻合予定部位"の露出，固定がまず行われます．コラム1で紹介しているような器具を使います．回旋枝など，心臓の側面，後面の冠状動脈にバイパス吻合を行う場合，一般的には心膜の吊り上げとハートポジショナーを組み合わせて心臓を脱転します．脱転にもコツが必要で，脱転で右室が折れ曲がっていると，一気に血圧が下がってきます．もともと冠状動脈に疾患を有しているので徐脈や心室細動を引き起こす原因となります，これは体外循環を必要とする緊急conversionとなる状況です．OPCABにおいて，緊急conversionに至った症例の成績が不良であることが広く知られています．外科医側からすれば，是が非でも避けたいことです．血行動態管理が難しいと感じたならば，術者へ声をかけてください[3]．仮にサポートデバイス(IABP，PCPS)が必要となる場合を想定して，アクセスがどこかから(大腿動静脈なら左右を含めて)，手術開始前のタイムアウト時に確認しておくとよいでしょう．また脱転時に心電図波形が小さくなってしまうこともありますので，拡大してST変化に留意するなども忘れないようにしましょう．

コラム1

OPCABのデバイス

■ ハートポジショナー(図A)

左回旋枝(LCx)や右冠動脈(RCA)に吻合するためには，心臓を脱転させる必要があります．この際，脱転した形態を維持するために用いるのが"ハートポジショナー"です．フレキシブルに曲がり，ロックすることで固定される支柱の先端にドーム型ないしはヒトデ型のシリコン製の吸引器がついているものが一般的です．この先端部を心臓に吸着して引っ張り上げることで心臓を脱転します．

■ スタビライザー(図B)

吻合する冠動脈を固定する器具，"スタビライザー"を使うことで，心拍動していても細い血管(径1〜2 mm)を縫うことができます．主流はやはり，フレキシブルに曲がり，ロックすることで固定する支柱をベースに，先端に吸引ポッドのついたコの字型の固定器がついています．固定器は，ある程度形を変えることもでき，吻合部位によって形を変えて使います．

■ 開胸器(図C)

OPCABでは専用の開胸器を使うことが一般的です．心膜を吊り上げる糸の固定や，ハートポジショナー，スタビライザーを取り付ける専用のレールがついています．

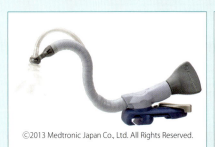

図A　ハートポジショナー

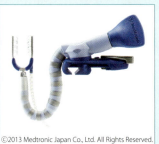

図B　スタビライザー

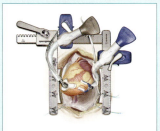

図C　開胸器

吻合の次のステップは吻合予定部位を確認し，スタビライザー（コラム1参照）で固定をします。固定時にスタビライザーを強く当てすぎても血行動態が変ってくることがあります。心機能の悪い症例ではまず脱転してみて血圧，脈を確認，吻合部位をスタビライザーで固定して再確認を行う場合があります。冠動脈吻合は，モノフィラメントナイロンによる連続吻合です。時計回りであったり反時計回りであったり，外科医によって違いは多少あります。吻合中は，最も麻酔科側にとって緊張の時間となるかもしれません。基本的に吻合を終えないと，血圧の低下，不整脈に対しても対応が難しいからです。

日本のOPCABは諸外国と違うのか？

　まず，冒頭で触れたメタアナリシスの結果についてお話します。2009年のNew England Journal of Medicine誌で公表された"ROOBY trial"[1]は，筆者自身，読んだときに衝撃を受けました。その内容は，オフポンプ手術はオンポンプ手術に比べ，1年以内の再血行再建，つまりバイパス閉塞が多く，脳梗塞の発生に差はなく，唯一，輸血量が少ない，出血量が少ない手術であった，というものでした。また，OPCABのほうが若干，バイパス枝数（1回の手術で作成するバイパスの数）が少ない傾向にあることも指摘されています。これが事実ならば，OPCABの優位性はほぼないものと考えても差しさわりがありません。一方で，ROOBY trialでは手術施行医の半数以上がレジデントであったことがこのような結果の要因ではないか，という指摘もありました。そのため，経験値の高い心臓外科医のみでの解析も行われ（"CORONARY trial"[4]が代表的），結果として，OPCABは手術時間の短縮，出血量，呼吸器合併症，腎合併症など，手術の質としてはオンポンプより優れていましたが，やはり早期の再血行再建率，バイパス枝数などではオンポンプに劣り，吻合のクオリティに疑問が残りました。

　現在，日本で同様の比較をしてまとめたデータは，筆者の知り得る限りありません。さらに，日本ならではの懸念材料があります。それは，日本は"PCI大国"であるという点です。PCIとCABGの割合（比率）が，欧米と比べ極端にCABGが少ない国であるということは，必然的に，もともとの冠動脈の性状が"悪い"状況下での手術が増えます。糖尿病であったり，血液透析患者であったり，いわゆる"び慢性病変"に対する手術が多く，より多枝バイパスが必要であったり，吻合が難しい血管が多くなったりします。これに対して本当に，OPCABが吻合のクオリティを下げてしまうのであれば，日本では，より顕著にOPCABの劣性が指摘される可能性も含んでいることになります。一方で日本は，世界でも有数の"OPCAB大国"であることも事実です。心臓外科医の間でも"ジャパンクオリティ"を今こそ世界に発信すべきという機運も生まれ始めています。

吻合の差は何から生まれるのか？

　オフポンプとオンポンプの吻合のクオリティに違いがあるとすれば，何によって生じるのか？　さまざまな意見がありますが，"動いているから"吻合が難しいという技術的な点は，トレーニングによって解決できると思います。いわゆるドライラボで行う，よくできたトレーニングキットを使えば，OPCABにおける冠動脈の動きには"慣れる"ことができます。

　ここからは，実際に両方の手術を行っている一人の心臓外科医としての見解です。

安定した血行動態

　OPCABでの吻合は，血行動態を安定させる必要があります。そのためには，麻酔科

医，器械出し看護師，手術助手などとの意識共有が，より重要になってきます。安定した血行動態は，良質な麻酔によって作られます。素早い吻合は，外科医の力量もありますが，息の合った連携のよい器械出し，手術助手で決まります。この歯車が合わないと，短時間での良質な吻合は生まれません。筆者は，年間1,200〜1,400例のOPCABを一人で執刀され，硬膜外麻酔のみでOPCABを行う"awake OPCAB"を多く実践していたトルコのDr. Karagozの下で働いていたときに，このことを強く実感しました[5]。まさに"チーム医療"が求められます。逆に連携がうまくないと循環も不安定で吻合にも集中できなくなるかもしれません。

良好な視野

では，吻合のため十分によい視野をつくるという点ではどうでしょう？ OPCABの場合，血行動態を保つために心脱転に加減が必要になる場合があります。心停止下CABGでは，心臓は"拡張期"で停まっていますので，かなり柔らかくなっています。よって心停止下CABGでは，よりしっかり心脱転をすることができます。必然的に，心停止したほうが，よりよい視野での吻合が可能となるでしょう。

一方，実際に冠動脈を縦に切って，吻合する形を作る際は，OPCABでは血液が流れ，形も保たれているので"色のコントラスト"がしっかり表れます。そのため，石灰化している位置の把握などは行いやすいと考えています。性状の悪い血管を感知するという点ではOPCABが有利だと思います。

吻合の位置

もう1点，吻合の位置もクオリティに関係します。よく，OPCABでは吻合位置が末梢になりやすいといわれます。物理的に考えると理解されます。まずは先ほどの脱転の問題です。心停止下のようにしっかり脱転できなければ，例えば，回旋枝(Cx)などでは，中枢部分はより深く，縫いにくくなってしまいます。また，OPCABは吻合時に一時的に，吻合位置より中枢で冠動脈を遮断する必要があるため，その作業スペースが必要で，必然的に吻合位置は若干，末梢にずれます。

コラム2

グラフトの選択

グラフトは有茎(in-situ)とフリー(free)の2種類に分類されます。有茎グラフトは左右内胸動脈(ITA)，右胃体網動脈(GEA)があげられます。フリーグラフトの代表的なものは橈骨動脈(RA)，大伏在静脈(SVG)です。これ以外にも文献的には下腹壁動脈(IEA)，外側大腿回旋動脈(LFCx)などもありますが一般的ではありません。内胸動脈はまさに神様がくれた血管というべきもので，特に左前下行枝(LAD)への血行再建の遠隔成績は非常に優れています。左内胸動脈(LITA)-LADは黄金の組み合わせで，まず第一に考える選択です。近年は1本より2本！と両側内胸動脈(BITA)を用いたバイパスも増えています。日本循環器学会のガイドラインにもとづけば，右内胸動脈(RITA)は左冠動脈系への使用が優先されるとなっています。一部の文献ではSVGと比較するとRITAの右冠動脈系への使用が長期的に優れていて若年者には推奨されるともあり，外科医のなかでも常に悩ましいところになります[6]。RITAを有茎として使うと長さに制限がでますので，この辺りとの兼ね合いとなってきます。現在の論調は，基本的にはできるだけ"動脈"で血行再建を考えましょう，がキーワードかと思います。

グラフトのことだけでも教科書になるぐらいなので細かなことは除くとしても，おそらく麻酔科医にとって気になるのは"動脈圧ライン"をどこに確保すればよいのか，SVGを使うのならばどちらからか，といった事前情報でしょうか。まれに静脈ラインが腕からとりにくく下腿からとりたい場合もあるかもしれませんので，これも術前確認が必要です。

今後の展望は？

現在の国内の論調は，"非劣性"であるならばOPCABでよいという感じです。日本発のメタアナリシスが待たれます。現状の理想は"使い分け"をしていくことで，それぞれの術式の欠点を補いながら利点を生かした治療を展開していくことかもしれません。筆者の場合，高齢者(後期高齢者として75歳以上)，腎機能障害，大動脈の性状不良，出血素因がある，高度呼吸障害がある，などのいわゆる高リスク患者の場合，OPCABを勧めています。一方，比較的若年(70歳以下)で，リスクが少なく，活動性もある患者の場合は，長期開存の観点から，オンポンプを勧め，かつ，両側内胸動脈を基本的には使用することにしています。また，80歳以上の超高齢者や，胸骨正中切開を避けたいと考える"アクティブシニア"，ないしフレイルティが低い場合など，症例によってはハイブリッド治療を提供するようにしています。

（山口 聖次郎，土井 潔）

文 献

1. Shroyer AL, Grover FL, Hattler B, et al. Veterans Affairs Randomized On/Off Bypass (ROOBY) Study Group. On-pump versus off-pump coronary-artery bypass surgery. N Engl J Med 2009；361：1827–37.
2. Yadav H, Unsworth B, Fontana M, et al. Selective right ventricular impairment following coronary artery bypass graft surgery. Eur J Cardiothorac Surg 2010；37：393–8.
3. Yamaguchi S, Tomita S, Watanabe G. Advanced coronary artery surgery for minimally invasiveness. Nihon Geka Gakkai Zasshi 2008；109：189–93.
4. Lamy A, Devereaux PJ, Prabhakaran, D, et al. CORONARY Investigators. Off-pump or on-pump coronary-artery bypass grafting at 30 days. N Engl J Med 2012；366：1489–97.
5. Karagoz HY, Kurtoglu M, Bakkaloglu B, et al. Coronary artery bypass grafting in the awake patient：three years' experience in 137 patients. J Thorac Cardiovasc Surg 2003；125：1401–4.
6. 落雅美ほか．虚血性心疾患に対するバイパスグラフトと手術術式の選択ガイドライン（2011年改訂版）．http://www.j-circ.or.jp/guideline/pdf/JCS2011_ochi_h.pdf（2018年8月7日閲覧）

第15章

オフポンプ手術の流れと麻酔管理

まずは，一般的な麻酔管理を把握しよう

オフポンプ冠動脈バイパス術(OPCAB)は，文字通り，人工心肺を使用しない冠動脈バイパス術である[1]。一般的な手術と異なる点は，①冠動脈疾患を有し，脳心血管イベントリスクが高い患者を対象とすること，②冠動脈‐グラフト吻合の際に心臓の脱転操作が加わることである。冠動脈バイパス術(CABG)に関しては，2011年に米国心臓病学会/米国心臓協会(ACCF/AHA)からガイドライン[2]が提示されているので，こちらも参照されたい。

症例

75歳の女性。身長153 cm, 体重52 kg。労作にて胸部絞扼感あり。既往歴では高血圧，慢性腎不全がある。経胸壁心エコーでは下壁から中隔にかけてhypokinesisが認められ，左室駆出率(LVEF)は45%であった。弁の異常は認められなかった。

術前の冠動脈造影の検査では，RCA#1 75%, #4 100%, LAD#6 75%, #7 90%, LCX#11 75%の狭窄所見がみられ，3枝病変であった。CT検査では上行大動脈に高度の石灰化を認めた。心電図は洞調律で，Ⅱ, Ⅲ, aVFにてT波異常が見られた。

オフポンプ冠動脈バイパス術(OPCAB)の流れ(図1)

麻酔導入〜維持

麻酔導入〜維持の際に留意すべきは，血圧の低下に伴う冠動脈灌流の低下，あるいは頻脈による心筋酸素消費の増加を回避することである。導入薬の選択は，これを満たすことができれば特に制限はない。術中の維持において，吸入麻酔あるいは全静脈麻酔(TIVA)でどの薬物を用いるかさまざまな議論はあるが，正直，各自の好みでいいと筆者は思う。

グラフト採取

グラフトの採取は，動脈グラフトであれば内胸動脈(ITA)，静脈グラフトであれば大伏在静脈(SVG)を用いる場合が一般的である。内胸動脈グラフト採取は開胸下に行われるが，開胸器のかけ方によっては，冠動脈の圧迫による心筋虚血や右室または右室流出路が圧迫され血圧が低下することがある。グラフト採取中は術者の視野を確保するために体位の調節を適宜行う。大伏在静脈グラフト採取はカットダウンにより行われる場合もあれば，内視鏡下に行われる場合もある。内視鏡下に行われる場合は，皮下気腫や高二酸化炭素血症に留意する。後述の脱転操作と吻合時にバイタルサインが崩れないよう十分に輸液をして，このグラ

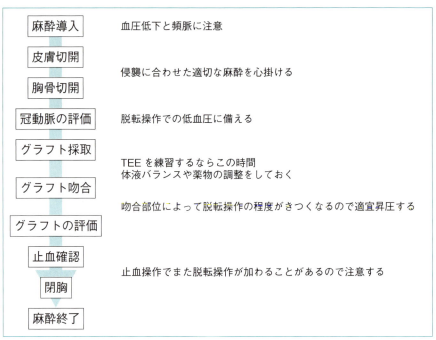

図1 オフポンプ冠動脈バイパス術の流れ

表1 血行動態を維持するための方法

	術野操作	麻酔科管理	その他
脱転操作	脱転の位置調整	頭低位 輸液・輸血負荷	
冠動脈吻合（心筋虚血）	短時間吻合	冠灌流圧の維持	IABP
	シャントチューブ	血行動態に応じた血管作動薬の使用（図2） 徐脈に対するペーシング	

フト採取中に体液バランスや血管作動薬の調整をしておくとよい。

脱転操作と吻合（表1，図2）

冠動脈-グラフト吻合の際，視野を確保するために心臓に脱転操作が加えられる。脱転により右室が圧迫され，僧帽弁逆流は増加し，心尖部の挙上による左室充満の障害が生じるため，しばしば低血圧に悩まされる。血圧低下は，左室の前負荷低下が主体であるため，適切な輸液と血管作動薬の使用により解決する場合がほとんどである。また，頭低位（Trendelenburg位）による静脈還流の増加は有効に作用する。

吻合時には吻合する動脈の部位に応じて心筋虚血が生じる。シャントチューブは，血流の維持に有用な器材である。冠灌流圧や側副血行路の発達によって虚血の範囲は変化するが，左冠動脈吻合時に広範な虚血が生じると人工心肺に移行しなくてはならない事態に進展することがある。

冠動脈-グラフト吻合は一般的に，①左前下行枝（LAD），②右冠動脈（RCA），③左回旋枝（LCx）の順で行われる。これは，LADが左室の冠灌流に対して最も重要な枝であり，かつ，ほとんど脱転操作を加えなくても視野の確保が可能なためである。RCA吻合の際には，不整脈や房室ブロックに悩まされる場合がある。これは，RCAが洞結節や房室結節を灌流することに起因

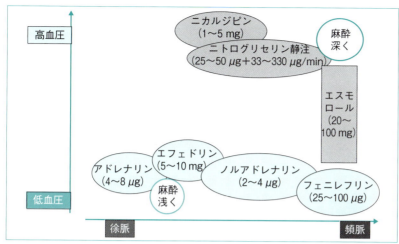

図2 急性心筋虚血時の血行動態に応じた血管作動薬の使用法（ボーラス投与を中心に）

する。これらへの対処のために，ペーシング機能付き肺動脈カテーテルや心外膜ペーシングの用意をしておくとよい。LCx吻合では，最も脱転操作が深くなるため，血圧の低下が顕著となる。

◎ **血圧管理について**

冠灌流の駆動圧である大動脈基部の拡張期圧は通常，OPCABでは測定されない。拡張期圧は中枢の大動脈から末梢の動脈にかけて徐々に低下してゆく。したがって，末梢での拡張期圧は過小評価されるため，平均血圧を用いたほうがよいとされる。冠灌流圧が60〜130 mmHgではほぼ一定に保たれるように自己調節能が働いており，冠灌流圧が60 mmHg以下になると冠血流が直線的に減少してゆく。通常，平均血圧で60 mmHgが保持されていれば虚血となる危険は少ない。これよりも低下した状態でも心筋虚血が進行するとは限らないが，心筋虚血の十分なモニタリングを行うことが有用であろう。左室拡張期圧が上昇する病態（拡張機能障害，大動脈弁逆流症）では，高めの血圧管理が必要になる。

◎ **心拍数のコントロールを依頼された時は？**

術中のストレスや1回心拍出量の低下に伴う代償として，術中に頻脈になることがある。酸素供給量が著しく低下しないことを前提に，心拍数をコントロールすることで，外科医の吻合を容易にすることができる。または，それを依頼されることもある。その場合の対処としては，前もって，浅麻酔であれば麻酔を深くすること，前負荷が低下していれば輸液，輸血を行う。

それらが適切な状態においても頻脈が持続する場合には，β遮断薬を使用する。ランジオロールの持続静注（5.0 μg/kg/min）を開始して，目標とする心拍数にコントロールできるまで，増量または減量（1〜20 μg/kg/min）する。しかしながら，極度に徐脈になる場合を想定して，すぐにペーシングが使用できるようにしておく。

一定の心拍数にする場合に，β遮断薬（エスモロール20〜50 mg，ランジオロール5〜10 mg）をボーラス投与して極度の徐脈にして，ペーシングにて目標となる心拍数にコントロールする方法も迅速な対応としてある。その場合のペーシングは1回心拍出量を維持するために，心房ペーシングが望ましい。ペーシング機能付き肺動脈カテーテルを留置しておくか，術野にて心房をクリップして施行する。

閉胸操作

各分枝へ吻合されたバイパス血流,止血が確認されたところで閉胸操作に移る。この際に,グラフトのねじれや胸骨ワイヤーによる圧迫や損傷により,冠血流に異常が生じる場合がある。このとき,心電図や経食道心エコー(TEE)によるモニタリングが有用となる場合があるので,筆者は,閉胸操作が完了するまではTEEプローブを挿入している。

閉創後は未覚醒のまま集中治療室に帰室となる施設がほとんどと思われるが,近年のfast track(早期抜管)の傾向から,手術室内で抜管を行う場合もある。ただし,早期抜管は,それに至るまでの体液バランス管理をはじめとした全身管理が術中に十分になされている場合に可能になる"結果"であって,ただ"早期に抜管する"ことを目標とするものではない。

*1 7ページコラム3「IABPの効果」参照

大動脈内バルーンパンピング(IABP)[*1]とその適応

当院では,心臓外科医の意向により,①LAD病変を有する患者,②IABP挿入が禁忌でない患者には,術前にIABPを挿入して入室する。

IABPは,①冠灌流の増加,②左室後負荷の低減により,心臓にとって"好ましい状態"に作用するため,術中の循環維持を容易にする(臨床メモ)。CABG周術期のIABP挿入は死亡率を低下させるというメタアナリシスも示されている[3]。注意点としては,電気メス使用による影響を回避するために圧トリガーに変更することである。

OPCABの麻酔管理

OPCAB中の麻酔管理として重要なことは,①十分な体血圧の維持,②頻脈の回避である。Hagen-Poiseuilleの式(図3)にもとづけば,狭窄部位が存在する場合,灌流量を得るためには十分な駆動圧が必要である。したがって,血管リスクの高い患者では,冠血流をはじめとした臓器灌流圧,つまり体血圧を保つことがその灌流量を保つために重要である。頻脈は,心筋酸素消費を増加させるほか,吻合時の手術操作の妨げとなることがあるため,好ましくない。

一方で,①手術の進行,②術後の患者管理を円滑に行えるような麻酔管理も求められる。すなわち,すみやかで安定した導入～維持と抜管から術後経過までが円滑になされるような全身管理計画が必要とされている。

冠灌流圧

冠灌流圧 cerebral purfusion pressure(CPP)は【拡張期圧(DAP)－左室拡張末期圧(LVEDP)】によって決定される。十分なCPPを維持するためには,高いDAPと低いLVEDPの維持が必要である。DAPは麻酔薬や血管作動薬による末梢血管抵抗の操作によって,LVEDPは前負荷の調整によって,それぞれ介入可能であるから,麻酔管理はこれらに関する介入を主体として行うこととなる。

体液バランス管理と酸素需給管理

前負荷(血管内容量,LVEDP)は,心拍出

臨床メモ

IABP

下行大動脈内で拡張期にバルーンを膨らませることにより,拡張期圧を上昇させ,収縮期に後負荷を減少させることにより,心機能を補助する装置。心電図または動脈圧波形をトリガーとして作動させる。

$$Q = \frac{\pi \cdot (P_1 - P_2) \cdot r^4}{8 \eta l}$$

Q:流量 P:圧 r:管内の半径 η:流体の粘性 l:管腔の長さ

図3 Hagen-Poiseuilleの式

量の決定において重要である。適切な前負荷の決定は難しいが，近年の多くの研究によると，体液過剰は合併症の発生率を増加させる危険があるので，回避するべきであろう[4〜6]。しかし，過剰な制限もまた脳心血管合併症を増加する危険性があるほか，脱転操作時の血圧低下に悪影響を及ぼす可能性もある。また，脱転時は血管拡張薬を使用する場合も多く，相対的血管内容量減少となることもしばしばである。すなわち，OPCABの麻酔管理において，適切な体液バランスの管理が重要かつ最もセンスを問われる点である。

また，酸素供給の観点から，ヘモグロビン濃度の管理も併せて行うべきである。ヘモグロビン濃度が10 mg/dLのときに酸素供給量は最大値をとる。そこで筆者は，麻酔導入直後の採血結果で，ヘモグロビン濃度が高ければ術中に自己血を400 mL以上貯血し，細胞外液負荷による血液希釈を行い，手術終了前に返血と利尿で元に戻している。ヘモグロビン濃度が低い場合でも，酸素需給バランスの破綻を示すような乳酸値の上昇や中心静脈血酸素飽和度（$ScvO_2$）の低下を認めなければ，積極的な輸血は不要と考えている[7]。

血管作動薬

◎ 血管拡張薬：硝酸薬とカルシウム拮抗薬

硝酸薬は低用量で静脈系と冠動脈に作用することから，前負荷の調整と冠拡張を目的に使用される。カルシウム拮抗薬は動脈系の血管平滑筋に作用することから，末梢血管抵抗の調整とグラフトの攣縮予防として使用される。

硝酸薬はさらに強硝酸薬と弱硝酸薬に分類できる。強硝酸薬のニトログリセリンは一般的に用いられるが，アルデヒドデヒドロゲナーゼ活性が低い患者（お酒に弱い人）では，効果が乏しくなる可能性もあり，その場合にはニトロプルシドを使用する[8]。

ニトログリセリンの長期投与は耐性を生み，冠動脈虚血を悪化させる危険性もある。弱硝酸薬としてはニコランジルが挙げられる。ATP依存性カリウムチャネルを介して微小循環を改善し心筋保護的に作用する。

◎ 血管収縮薬

一般的に用いられる薬物はアドレナリン受容体α作動薬のノルアドレナリンかフェニレフリンである。ノルアドレナリンは$β_1$作用も有するために，末梢血管抵抗の増大とともに心拍出量の増加も期待できる。一方，フェニレフリンにはそれがないため，純粋に後負荷の増加のみにとどまる。したがって，ほかの血管作動薬などにより心拍出量が担保されている状態であればよいが，血管内容量の低下や低左心機能により心拍出量が制限されていれば，状態を悪化させる可能性がある。α作動薬に反応の乏しい末梢血管抵抗低下に対しては低用量でのバソプレシン投与が効果的とする報告[9]もあり，状況に応じてバソプレシンを使用することを考慮してもよいかもしれない。

強心薬

左室収縮能が低下している場合には，強心薬（ノルアドレナリン，エフェドリン，アドレナリン）の使用を考慮する。強心薬は心筋収縮力を高めることで心拍出量の増加を期待できるが，末梢血管抵抗の過度な低下や心筋酸素消費を増加させるおそれもあるため，ルーチンでの使用は推奨しない（反応性のある心筋しか反応せず，健康な心筋にさらに負担をかけることになる）。ホスホジエステラーゼ（PDE）Ⅲ阻害薬は，β刺激薬に反応の乏しい症例やβ遮断薬継続症例に対して使用を考慮する。腎機能低下や利尿がつかないなど，PDE Ⅲ阻害薬の効果に影響し得る要因がある場合には慎重に使用する。また，腎排泄なので，腎機能低下患者では血中濃度が上がる。さらに，PDE Ⅲ阻害薬は血管拡張作用が強く総輸

液量が増加してしまうほか，抗血小板作用を有するため止血に影響する可能性があることも留意する。

モニタリング

◎ 観血的動脈圧測定（いわゆる A-line）

これまでに述べてきたように，血行動態の迅速な把握が必要なので挿入する。当院では，麻酔導入前に局所麻酔下に確保している。患者の状態やマンパワーなどにより許容されるのであれば麻酔導入後の確保でもよい。

arterial pressure cardiac output (APCO)モニター(FloTrac™)は，心拍出量の監視に有用かもしれない(IABP使用時は意味をなさないが…)。

◎ 中心静脈カテーテル

中心静脈圧は右心系の前負荷の指標であり，右心ポンプ機能，静脈系の血管トーヌス，胸腔内圧に影響を受け，体液バランスの指標としては役に立たないことが多い[10]。しかし，血管作動薬や強心薬の使用，術後の管理などを考慮すると，挿入するのが一般的と考える。

PreSep™ カテーテルのような $ScvO_2$ 測定が可能なものは，酸素需給バランスの監視に有用な可能性もある[7]。

◎ 肺動脈カテーテル

右心系のモニタリングとして使用する。肺動脈圧やその波形，肺動脈楔入圧により左房圧を推定するほか，熱希釈法による心拍出量測定ができる。適切な条件下で使用されるのであれば，有用なモニタリングになる[2]。

また，ペーシング機能付きのものは，不整脈や高度房室ブロック発生時などの緊急時に役立つ可能性がある(内膜ペーシングが乗らないこともしばしばだが…)。一方，カテーテルが心房壁に縫縮されてしまう事例や肺動脈損傷の報告もあり，留置する位置には細心の注意が必要である。

◎ 心電図

心臓手術の際には，通常の3点誘導ある

コラム

心脱転法

心臓の脱転には，器具(ハートポジショナーなど)を使用する方法と糸で牽引して持ち上げる方法(LIMA suture法)に大別できる。当院では，前者で実施しているが，葉山ハートセンターでは，後者の応用として心臓後面の3か所を糸で牽引する「upright positioning法(図A)」を全例で実施している。この方法の特徴は，脱転によって生じる血行動態の変化が軽微で，頭低位や輸液負荷は必要であるが，通常，血管作動薬やIABPを必要としないこと，この1回の操作ですべての箇所の吻合が可能になることである。われわれは，この方法とStarfish®ポジショナーを使用した場合の血行動態の変化を比較検討したところ，回旋枝吻合時にのみ，血行動態の変化に有意差が認められた[11]。実際に，両者を経験してみても，upright positioning法はストレスの少ない脱転操作法であると感じている。

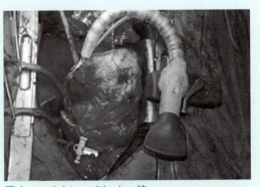

図A　upright positioning法

いは5点誘導を用いた多チャンネルモニタリングを行う施設が多い。選択するチャンネルとして，Ⅱ誘導，V_4誘導，V_5誘導が多い。これらの誘導により，冠動脈の虚血性変化は高い感度で検出可能であるが，特異度はそこまで高くないことに留意されたい。また，心臓脱転時には電位が低くなる。

◎ 経食道心エコー（TEE）

形態学的な評価やドプラを利用した血行動態評価など，使用方法は多岐にわたるので，習熟には時間を要する。しかし，急激な血行動態の変化に伴う危機的状況において，局所壁運動の変化や弁機能の評価を迅速に行うことが可能であり，有用性は高い[2]。左室全体の収縮や前述の脱転操作時の僧帽弁逆流など，筆者は主に左心系のモニタリングに使用している。脱転操作時には描出が難しくなるが，左房をエコーウインドウとして描出することで，ある程度描出することができる。手術操作との関連，冠灌流域との関連（バリエーションも多い）を中心に理解しておくことが重要である。

（太田 隆嗣，小出 康弘）

文 献

1. Alexander JH, Smith PK. Coronary-artery bypass grafting. N Engl J Med 2016；374：1954-64.
2. American College of Cardiology Foundation；American Heart Association Task Force on Practice Guidelines. 2011 ACCF/AHA Guideline for Coronary Artery Bypass Graft Surgery. Anesth Analg 2012；114：11-45.
3. Zangrillo A, Pappalardo F, Dossi R, et al. Preoperative intra-aortic balloon pump to reduce mortality in coronary artery bypass graft：a meta-analysis of randomized controlled trials. Crit Care 2015；19：10.
4. Bellamy MC. Wet, dry or something else? Br J Anaesth 2006；97：755-7.
5. Chappell D, Jacob M, Hofmann-Kiefer K, et al. A rational approach to perioperative fluid management. Anesthesiology 2008；109：723-40.
6. Osawa EA, Rhodes A, Landoni G, et al. Effect of perioperative goal-directed hemodynamic resuscitation therapy on outcomes following cardiac surgery：a randomized clinical trial and systematic review. Crit Care Med 2016；44：724-33.
7. Lavi R, Cheng D. Pro：continuous cardiac output and SvO_2 monitoring should be routine during off-pump coronary artery bypass graft surgery. J Cardiothorac Vasc Anesth 2012；26：1131-5.
8. Huellner MW, Schrepfer S, Weyand M, et al. Inhibition of aldehyde dehydrogenase type 2 attenuates vasodilatory action of nitroglycerin in human veins. FASEB J 2008；22：2561-8.
9. Hajjar LA, Vincent JL, Barbosa Gomes Galas FR, et al. Vasopressin versus norepinephrine in patients with vasoplegic shock after cardiac surgery：the VANCS Randomized Controlled Trial. Anesthesiology 2017；126：85-93.
10. Gelman S. Venous function and central venous pressure：a physiologic story. Anesthesiology 2008；108：735-48.
11. 吉川幸尾，小田利通，迫田厚志ほか．心臓脱転方法の違いによる Off-pump CABG 中の血行動態の安定性．Cardiovasc Anesth 2016；20（suppl）：249.

第 16 章
心筋梗塞に対する
オンポンプ冠動脈バイパス術

麻酔科医は麻酔深度，輸液量，強心薬のコンダクター

冠動脈バイパス術 coronary artery bypass grafting(CABG)を受ける患者は，当然ながら重症の冠動脈疾患に罹患しており，循環器系の薬物を種々服用している。それら患者背景，服用薬物の特性を考えながら，術中は麻酔深度，輸液量，強心薬を適切に用い，患者のホメオスタシスを必要以上に乱さないようにしなければならない。

症例
63歳の女性。陳旧性下壁心筋梗塞，3枝病変に対し左内胸動脈 left internal thoracic artery(LITA)，大伏在静脈グラフト saphenous vein graft(SVG)を使用した人工心肺心停止下の3枝CABGが施行された。術前の左室駆出率(LVEF)は47％。

術前診察のポイント
抗血小板薬
予定手術では術前に休薬していることが多い。緊急症例などで術直前に服薬していた場合，人工心肺後に重篤な凝固障害を引き起こし，血小板輸血を必要とすることが多い。

心機能
LVEF(コラム1)，僧帽弁，大動脈弁，三尖弁に病変はないか，合併手術の必要はないか。右心不全はないか。これらは麻酔導入後，経食道心エコー(TEE)で最終的に診断する。

術前検査値
血球数，血清クレアチニン，電解質の異常値の有無。

輸血準備
赤血球液6単位，新鮮凍結血漿6単位など，その施設の定型に従って外科医が発注していることが多い。手術室での血球数，フィブリノゲン値，抗血小板薬の服用などを参考に，必要があれば追加発注する。

手術の流れと麻酔管理
麻酔導入
体血圧の維持と頻脈の予防に努め，スムーズな導入，挿管を心掛ける。β遮断薬を活用する。筆者らは，このような症例ではチアミラール250 mg，フェンタニル50μg(コラム2)(導入前の動脈穿刺時の鎮静と合わせて)，ベクロニウム[*1] 8 mg，エスモロール30〜60 mgを使用する。この組合せが挿管時の反応抑制と挿管後の循環抑制回避のバランスに優れているように思う。

[*1] ロクロニウムのみ採用されている施設では何の問題もなくロクロニウムを使用しているが，アナフィラキシーを起こしやすいとの指摘もあるので，使用実績，薬価の観点からも，両方採用されていればベクロニウムを選択している。

コラム 1

術前 LVEF と心機能

「術前心エコーで LVEF が 40%なので体外循環離脱時には強心薬が必要そうです」という研修医のプレゼンテーションが多いです。まず，疾患・手術によって LVEF の意味合いが違うことに注意を促します。大動脈弁狭窄に対する弁置換術なら「まず必要なし」，僧帽弁手術は「場合による」。そして，CABG の場合は「いらないんじゃないかな」となります。

低心拍出量により心不全を呈する疾患なのか，心筋の酸素需給バランスが崩れて心筋虚血をきたす疾患なのかによって，ベースの LVEF は同じでも開心術で問題となる心機能は違ってきます。大動脈弁狭窄，虚血性心疾患はいずれも，心筋の酸素需給バランスに問題がある疾患であり，手術により改善の望める疾患です。大動脈弁狭窄の場合，手術により直ちに心機能は改善します。CABG では，すでに梗塞に至った部位は元に戻ることはありませんし，hibernation になった心筋（冬眠心筋）もすぐに機能を回復するとはかぎりません。ですが，LVEF が 30%の症例でも，心拡大をきたすことで必要な心拍出量は保たれている場合が少なくありません。こうしたケースでは，研修医の予想に反して「ボリュームを入れたら血圧が出た」という結果になります。しかし CABG であっても，やはり LVEF 低下症例は冠動脈灌流圧と心機能の関係に余裕がなく，ちょっとした圧迫，循環血漿量不足などで血行動態は不安定になります。本症例でも，このような理由により，離脱後にノルアドレナリン持続投与が始まりました。

コラム 2

作られた血行動態

手術全体にわたってフェンタニルをもっぱら使用します。しかも用量は少なめです。

どんな麻酔もそうですが，心臓血管手術の麻酔では特に，「作られた血行動態」にならないよう留意します。麻酔とは反応の抑制であるとされます。全身麻酔管理には循環系の反応抑制が重要な役割を占めていますが，反応の抑制は不可避的に交感神経系の基礎緊張の抑制を意味します。これが強すぎると，循環動態の維持のために昇圧薬が必要になってきます。この状態を「作られた血行動態」と試みに今名付けました。

何がよくないか。例えば，止血などで手術助手が心臓を圧迫・圧排するとき，やはり経験を積んだ助手とそうでない助手で血圧の下がり方は違います。違うのですが，不必要な循環作動薬が投与されていると，薬の効き方がまず不確定要素になってくるうえに，循環作動薬のために循環血漿量の推定も曖昧になるので，どこまでが圧迫による血行動態変化なのかを見極めるのが難しいと思います。

循環抑制の程度に松・竹・梅がある。このことは，圧迫だけでなく，すべてのことに当てはまります。出血の大中小，強心薬の効果，閉胸時の循環抑制などです。麻酔科医はそれぞれについて患者の要因，術野の要因を判断しなければなりませんが，そこに麻酔深度とそれを補正するための昇圧薬の要素が入ると，その判断が非常に曖昧になります。それを避けるために循環管理は麻酔薬による反応の抑制に頼りすぎず，足りない部分は昇圧薬で調整するほうがよい，というのがわれわれの考えです。それにはレミフェンタニルよりもフェンタニルのほうが簡単です。レミフェンタニルは薬自体の循環抑制作用が強すぎて，強すぎず弱すぎず，という調整が難しいように思います。

たとえ麻酔科医が「作られた血行動態」の中で逡巡していても，外科医が必要な指示は出すでしょうし，ICU に着けば集中治療医が循環動態を整えてくれるでしょう。ですが，麻酔科医が，「今日の助手は抑えがきつすぎる（下手くそ，とか言ってはいけません）」「心機能は低下気味だったが心筋保護が優秀だったから案外，強心薬なしで人工心肺から離脱できた」といった分析を明確にできて，その経験知を蓄積していければ，心臓血管外科チーム全体のステップアップにつながるのではないでしょうか。

中心静脈ラインの確保

施設によって，中心静脈カテーテルか肺動脈カテーテル，または，その両方がリクエストされる。筆者らは，右内頸静脈穿刺による肺動脈カテーテル留置を基本としている。鎖骨下静脈は，動脈誤穿刺時の止血の問題や，鎖骨と肋骨の間隙が肺動脈カテーテル用のシースには狭い場合がある（特に開胸器をかけた後）ので，第一選択ではない。また，左内頸静脈は無名静脈との接合部が急峻なため，シース挿入時の合併症に結びつき得るので，できれば避ける。なお，この間，刺激が少なくなり，循環抑制が優位になることもあれば，留置に時間を要した場合には麻酔深度が浅くなることもあるので注意する。

TEEプローブ挿入

この段階でフェンタニルを投与してから20～30分たっている。麻酔深度や麻薬の効果に注意し，場合により，フェンタニル，β遮断薬の追加を行ったうえでTEEプローブを挿入する。

皮膚切開，胸骨正中切開

前胸部皮膚切開，胸骨正中切開に伴う刺激は，全身麻酔中に限れば，非常に強い部類ではない。その時のフェンタニルの血中濃度によって異なるが，新たに投与するフェンタニル50～100μg程度で十分に反応は抑えられる。ただし，前回のフェンタニル投与から時間が経過していること，麻薬追加の遅れ，また，すべての反応が麻薬で容易に抑えられるわけではないことや，虚血性心疾患という患者背景も相まって，血圧が上昇しやすいのも事実である。血圧上昇時は挿管時と同じく，β遮断薬を併用する。ただし，投与量は10～20mgで十分のことが多い。それでも高血圧が持続する場合はニカルジピンを投与する。

心膜切開，epi-aortic（術野大動脈）エコー

止血操作の後，LITAグラフト採取に先立って，心膜を切開し，術野から高周波超音波プローブを使って上行大動脈の内膜性状を確認する。CABGには，off-pump CABG，on-pump beating CABG，conventional（心停止下）CABGの選択肢があり，それが決まるまでは人工心肺を組んでいない（使用が決定してから組む）施設も多いので，早い段階で確認している。詳細は成書に譲るが，内膜の肥厚，石灰化，プラークの存在，可動性などを参考に，術式を決定する。とはいえ，同じようなエコー所見でもoff-pump CABGを採用する施設，conventional CABGを採用する施設，さまざまである（コラム3，4）。

左内胸動脈（LITA）採取

ほぼ全例のCABGにLITAグラフトが採用されている。胸骨正中切開後，LITA採取に移るが，専用の開胸器を用いて左前胸壁を挙上することで視野を確保する。結果的に右前胸壁が圧迫されることになり，右室の拡張は障害される。また同じ理由から，ベッドを左下斜位にするが，開胸した状況では静脈還流に関して不利となる。さらに，LITA中枢側の剥離に際しては，手術操作のために，右室がさらに圧迫される。多かれ少なかれ，血行動態は影響を受ける。

人工心肺確立

LITAグラフト剥離後に，人工心肺開始に向けて各種のカニュレーションが行われる。送血管，脱血管[*2]，左室ベント，順行性心筋保護液投与カニューレ（ルートカニューレ），逆行性心筋保護液投与カニューレの順が多い。左室ベントなどは定型的なCABGの場合，省略されることもある。

　この時間帯は，ある程度血行動態の変動が予想される。LITAグラフトの採取ポジションが解除されて血行動態が回復するこ

[*2] ツーステージによる1本脱血か2本脱血（直視下に逆行性心筋保護液投与カニューレを挿入する場合や，心腔内の手術を伴う場合）が使用される。

コラム3

術式の選択

off-pump CABGへの熱意が高まった時期がありました。その理由として，①上行大動脈の手術操作を避けることで塞栓による中枢神経合併症を避けることができる，②体外循環を回避することで炎症反応，組織低灌流を避け，ひいては合併症回避，予後改善が望める，③体外循環による血液希釈を避けることで術後の凝固障害を予防できる，などが挙げられていました。

2012年，2013年と二つの大規模な多施設無作為化試験が発表されました。一方は若干のリスクを有する患者，もう一方は75歳以上の高齢者を対象としていますが，いずれも，off-pump CABGとconventional CABGを比較し，死亡率，心筋梗塞，脳卒中，透析を要する腎不全などの発生率を検討しています[1〜4]。前者の研究は1年後，5年後の追跡[5]も別に報告されました。これらの結果をみますと，腎不全（AKIN分類Ⅱ，Ⅲの患者は当てはまらない）の回避にoff-pump CABGが優れているとか，呼吸器系の合併症の頻度がoff-pump CABGで低い（4.9% vs 7.5%，$p=0.03$）という指摘はあるものの，全体としてoff-pump CABGとconventional CABGの間で死亡率を含めた上記の主要評価項目に差はなく，高齢者を対象とした研究では人工呼吸器を要した時間，ICUの滞在時間も差はありませんでした。「②体外循環を回避することで炎症反応，組織低灌流を避け，ひいては合併症回避，予後改善が望める」とする論拠は薄いことになります。

いずれの報告もoff-pump CABGとconventional CABGの間で予定術式の変更を許容しています。結果，off-pump CABGを予定された患者の7.9%ないし9.7%でconventional CABGへの術式変更が，また，conventional CABGを予定された患者の6.4%ないし5.1%でoff-pump CABGへの術式変更が起こっています〔いずれも後者の比率が高齢者を対象とした研究。後者で術式変更の比率に有意差あり（off-pump CABG予定群＞conventional CABG予定群）〕。術式変更の理由をみると，off-pump CABGからconventional CABGへの変更は血行動態によるものと標的血管の状況によるものがほとんどであるのに対し，conventional CABGからoff-pump CABGへの術式変更の理由は，上行大動脈の性状によるものが過半数を占めます。そもそもこれらの研究の対象がいずれの術式でも手術可能と判断された患者であることも考えると，off-pump CABGが「①上行大動脈の手術操作を避けることで塞栓による中枢神経合併症を避けるために有効な手段」とみなされていることは大前提であり，これはいくら強調してもしすぎることはありません。ただし，上行大動脈の操作回避のみを命題として考えますと，「conventional≪off-pump」とは必ずしもいえなくなります。off-pumpを採用した場合も中枢吻合時にサイドクランプを用いている施設はないでしょうか。その他の吻合用のデバイスを用いたとしても，conventional CABGにおいて，術中epi-aorticエコーによって注意深く，操作部位を決定した場合と差があるか否か，一概にはいえないと思います。重要なのは，off-pumpを採用することではなく，off-pumpに加えて中枢吻合部位も上行大動脈を避けて"Anaortic"に徹することだとの議論もあります[6]。

と，開胸器の付け替え・心膜切開などの刺激が交感神経系賦活に働くこと，などが血圧上昇の要因となる。逆に，カニュレーションの際の心臓の圧迫・脱転，およびカニュレーション時の出血は，血圧低下に働く。適正に麻酔が行われた場合，ヘパリン投与後の血圧はおおむね低下傾向となる。上記以外にも，相対的に麻酔薬の循環抑制作用が手術刺激より優勢になる時間帯であることも理由と思われる。また，上行大動脈へのカニュレーション時は動脈損傷の危険性があるため，β遮断薬，血管拡張薬，逆Trendelenburg位などを利用して，収縮期圧を100 mmHg以下にする。

また，LITAグラフトの切断，標的血管の同定，露出もこのタイミングで行われる。人工心肺時間を減らす目的で，これらの操作を人工心肺確立前に行うことも多いが，血行動態を危険に曝してまで行うべきではない。著しく血圧低下をみる場合は外科医に報告し，すみやかに人工心肺を開始する。

コラム4

on-pump beating CABG

CABGにはon-pump beatingという選択肢もあります。人工心肺で循環補助を行いつつも，心筋血流遮断による心停止をせず，心拍動下に血行再建を行う方法です。conventional CABGからみると，人工心肺使用という点は同じですが心停止を誘導するか否かが相違点となり，off-pump CABGからみると，心拍動下という点は同じですが，人工心肺による循環補助の有無という点が相違点となります。

off-pump CABGに人工心肺回避という利点があると信じられていた時はon-pump beatingというと，どっちつかずの（off-pump CABGとconventional CABGの利点のどちらを体現するのか，それともどちらも失ってしまうのかわからない），折衷案のような印象がありました。しかし，コラム3で述べたような，人工心肺と心筋灌流遮断という二つの要素がCABGの臨床成績を左右しないということが現在最もバイアスの少ない結論だとすると，on-pump beating CABGという選択肢がまた違う意味をもってきます。すなわち，off-pump CABGを施行する立場からは完遂困難な症例のサルベージとして，またconventional CABGを施行する立場からは心停止を躊躇するような症例に対してそれを回避する手段として，の意味です。もちろん臨床現場で，今までも取られてきた方策ですが，それがいわば緊急避難的なものから，より正当性のある手段として認知されるということです。これから施行の機会が増えてくるかもしれません。

麻酔科医からみたoff-pump CABGとon-pump beating CABG，conventional CABGの優劣を述べましょう。患者側からすると，人工心肺を使用されるということは，大動脈操作に伴う脳卒中（およびその他部位への塞栓）の危険性を意味します。off-pump CABGはそれを避けるためのオプションの一つ，ということができます。それが患者側の本質的な違いです。その他，輸血量，腎機能障害など，細かな差異はありますが。ただし，そうした見地からの術式の判断は外科医に委ねられておりますから，麻酔科医からすれば，その他血行動態などに違いがあるのかも興味があるでしょう。off-pump CABGにおける脱転時の血行動態に関しては別項に譲るとして，ここでは，その後のいわゆる立ち上げ時の血行動態ならびに，ICU到着時の輸液量，循環作動薬の量，循環動態の安定性を念頭に，コメントします。

CABGの標的が2～3か所の規模であれば，off-pump CABGであれ，on-pump beating CABG，conventional CABGであれ，差異はありません。脱転を戻し，静脈グラフトの中枢側吻合を終えれば血行動態は元に戻るでしょうし，人工心肺を（おそらく最小限の循環作動薬とともに）離脱すれば，血圧は直ちに安定し，輸液もおそらく最小限に留まります。

4か所以上の多枝バイパスになると，conventional CABGのほうが安定している印象です。人工心肺離脱，閉胸までの血行動態，いずれも問題になることは少ないです。心筋保護の役割が大きいと考えられます。適切に心筋保護がされた場合，心筋虚血時間の1時間30分と2時間30分では後の血行動態に大差はありません。しかし，拍動下（off-pumpとon-pump beating CABGを含む）の手術ではやはり吻合時間は重要なファクターです。標的が4か所を超えると，中枢側吻合を含めて2時間を超える症例がでてきて（吻合箇所が増えると，それだけ性状不良の標的血管に遭遇する可能性が高くなります），血行動態が悪くなることがあります。そのような場合，心機能が保たれており，CABGも予定通り遂行できたにもかかわらず，若干の強心薬を必要とすることは珍しくありません。吻合中も心筋細胞が活動していることが心筋の炎症，浮腫，物理的障害を助長する可能性があるかもしれません。ただし，conventional CABGに対する筆者の印象は，人工心肺時間，心筋虚血時間が術後のリスクであるとする医学上の常識とは相対します。何らかのバイアスにすぎないかもしれません。結局は手術のクオリティが決める，という気がしないでもありません。2015年，2016年と発表されたconventional CABGとon-pump beating CABGを比較したメタ解析ではon-pump beating CABGのほうがIABP使用の頻度，死亡率などで有利であったと言及されています[8,9]。もっとも，この議論はoff-pump CABGとconventional CABGの比較の蒸し返しの印象を禁じ得ませんが。

ほかの開心術と同じく，CABGにおいても人工心肺下，心停止で施行するのが，安全性，術者のトレーニングを含めた医療資源の活用，複合手術との兼ね合いなどの面から標準術式であるのは間違いありません。off-pump CABGはその方法の欠点である大動脈操作を避けるための一方策といえると思います。人工心肺自体の悪影響の懸念が後退した現状では，on-pump beating CABGも選択肢に挙げることができ，心拡大，僧帽弁逆流合併などのoff-pump CABG困難症例や低心機能患者に対しての有効なオプションとなり得ます。

心停止中

必要なカニューレ類の挿入とグラフト，標的血管の準備が整った段階で，上行大動脈を遮断し，心筋保護液を投与，心停止を得る．心停止中の麻酔科医の主な仕事は，全身麻酔の継続，体灌流圧の調整，大動脈遮断解除と人工心肺離脱の準備である．

開心術中の揮発性麻酔薬には心保護効果が存在する[7]が，気化器を人工心肺に組み込むことは日本では一般的ではないため，人工心肺中の麻酔維持は静脈麻酔薬に頼ることになる．BIS モニターなどを使用して術中覚醒の予防に努めるが，プロポフォール 2.5～3 mg/kg/hr 程度で事足りる．

人工心肺中の体灌流圧の調整は必ずしも麻酔科医の役割ではないが，麻酔深度や，患者の血管抵抗の特性など，総合的に判断して血圧を調整できるのは麻酔科医であろう．大脳の自己調整能を念頭に，平均灌流圧 50～80 mmHg を目標とし，極端な低血圧，高血圧は血管作動薬で治療する．

大動脈遮断解除と人工心肺離脱に際しての問題点，対応を考えておくのも，この時間帯の麻酔科医の重要な仕事である．ペースメーカの準備，強心薬の必要性，出血の可能性，輸血製剤の準備などを検討しておく．

大動脈遮断解除

◎ ペーシング

大動脈遮断解除により心筋への血流が再開し，心筋保護液の洗い出し，心筋の酸素取り込みの再開が起こる．早い例では，遮断解除とともに自己洞調律が回復するが，そうでない場合は，心外膜ペーシングが必要になる．通常，右室ペーシング 80 bpm が採用されるが，低心機能症例では，心房心室ペーシングを積極的に使用するほか，一時的に心拍数を 90～100 bpm に設定するのも有効である．

◎ グラフトの流量の計測，止血の確認

重要なのは，グラフト末梢からの出血をコントロールすることである．グラフトの中枢側，グラフト自体，LITA 剥離面，SVG 採取後の創など，さまざまな部位が出血点となるが，グラフト末梢側以外の止血は心臓の脱転を伴わないため，血行動態を崩さない．一方，側壁，下壁領域の末梢吻合部から出血している場合，止血には心臓の挙上，脱転が必要となり，血行動態が悪化する．人工心肺離脱前に，止血を確認することが厳に求められる．

◎ 心腔内の空気を追い出す

左室，左房内に空気が貯留したまま自己心拍が再開すると，空気塞栓の原因となり得るので，TEE 画像を参考にしながら，さまざまな手技で空気を心腔内から追い出す．単独 CABG の場合，左心系は切開しないが，冠動脈を切開すると，左室は Thebesian 静脈，類洞などを通じて外気と交通する．さらに吻合中はブロワーなどで切開部に向けて空気を吹きつけるので，空気が左室に貯留していることがある．大動脈基部のルートカニューレからベントするのが大半であるが，手術台を交互に左右に傾け，心臓をタッピングする，体を揺らすなど，空気の移動を促す．場合によっては，心尖部から直接注射針で術者に吸引してもらう．

人工心肺離脱

グラフトの流量に問題なく，心腔内空気の消失と止血が確認できれば，人工心肺離脱である．通常，術者の号令とともに離脱が始まる．徐々に人工心肺の脱血量を減らしていき，心腔内を静脈還流血で満たしていく．規則的な心拍が戻っていれば，直ちに自己拍出が始まるはずである．心臓が静脈還流血で満たされたことは，TEE による左室内腔の描出や肺動脈圧，中心静脈圧でわかるが，この状態で今回のような症例では脈圧が出てくるはずである．術前から低

心機能や左室拡大を認める症例では，脈圧は直ちには観察されないかもしれないが，単独 CABG で LVEF が 40％以上あり，心筋保護不良やグラフト不全が絡んでいなければ，適切な心拍出量が得られるはずである．

　心機能，心拍出量に問題はないが，体血圧が低く，脈圧が出ない場合は，vasoplegic syndrome や橈骨動脈圧モニター不良などを考える（コラム 5）．また，術中の心筋保護に問題があった場合も，術前から低心機能を指摘されていた場合も，使用する強心薬に本質的な違いはない（心筋保護不良や空気塞栓では冠動脈灌流の時間を長く設定し，人工心肺離脱を遅らせることもある）．筆者らは，ミルリノンの単回投与（1〜1.5 mg を定量筒で数分かけて投与，必要に応じて増減），ドブタミン（3 μg/kg/min から）などを状況により使い分けている．血行動態維持に苦労する症例ももちろんあるが，別の機会に譲りたい．

閉胸，搬送

閉胸および患者搬送は，開心術の循環管理で導入，人工心肺離脱と並び血行動態が崩れやすい時間帯であり，皆ここで怖い思いや，気まずい目にあっている．閉胸では，手術操作，人工心肺，心機能低下，容量負荷などで大きくなった心臓が，再び心膜腔内に押し込められることで，拡張不全による循環抑制をきたす．この場合，エフェドリン投与が有効なことをよく経験する．また，それに備えて循環抑制の強い麻酔を慎むことと，低心機能例では閉胸後の血行動態悪化を見越しておくのも大切である．

　その後の血行動態悪化は，出血か血腫による心臓の圧迫が原因のことが多い．搬送中にペースメーカを外すのは問題ないが，伝導障害に対応するべく，いつでもペーシングを再開できるようにしておく．

コラム 5

心機能に問題はないのに血圧が低い場合

考えるべき原因は，①観血的血圧モニターのトランスデューサーの圧較正用ゼロ点がずれている，②動脈ラインが穿刺部位でキンク（屈曲）している，③手掌温度の上昇により末梢血管抵抗が低下し動脈圧が過小評価となっている（橈骨動脈に動脈ラインが挿入されている場合），④全身の末梢血管抵抗が低下したため適切な心拍出量があるにもかかわらず体血圧が維持できない（vasoplegic syndrome），などです．

　①②は，人工心肺離脱時に頻繁には発生しませんが，予防できる原因です．動脈穿刺，固定に細心の注意を払い，ゼロ圧較正を習慣づけます．

　③は最も頻繁にみられる心機能と血圧乖離の原因で（手掌温のみが原因とは断定できないが），いわゆる「なまっている」状況です．大動脈圧かそれに近い部位の圧（大腿動脈圧や上腕動脈圧など）をモニタリングすれば，数値，圧波形ともに差異は明らかとなります．乖離の幅が大きくなければ（10 mmHg 程度），非観血的血圧（マンシェット圧）を測って実際の体血圧を頭に描きながら管理することもできますが，急激な血行動態変動があり得る時間帯なので，上記のように大腿動脈などに動脈ラインを取り直すほうが確実で推奨できます．

　④の vasoplegic syndrome とは，vasodilatory shock を呈した患者がカテコールアミンに反応しない状況のことです．敗血症，開心術などに関連して発症し，著しい低血圧と正常心拍出量を特徴とします．内因性バソプレシンによる血圧調整の不良，血管内皮細胞の機能不全などが病態生理として挙げられています．人工心肺離脱時は③と厳密な線引きは難しく，グレーゾーンの状況もありますが，それらを除外すれば頻度は多くはありません．

　いずれにせよ，人工心肺後の一時期は心拍出量不足が多かれ少なかれ存在することもあり，生理的，物理的な要因から，末梢圧（特に橈骨動脈圧）値は不正確になりやすいことを頭に置いておくべきでしょう．

本症例の経過

大動脈遮断時間は55分で,人工心肺離脱時には強心薬は使用せず,心拍出量,混合静脈血酸素飽和度も十分であった.しかし,閉胸前後にやや血圧が低下したためノルアドレナリンを0.06μg/kg/minで持続投与しながらICUに入室した.

(有澤 創志,井出 雅洋,岩谷 全亮)

文献

1. Lamy A, Devereaux PJ, Prabhakaran D, et al. Off-pump or on-pump coronary-artery bypass grafting at 30 days. N Engl J Med 2012;366:1489-97.
2. Lamy A, Devereaux PJ, Prabhakaran D, et al. Effects of off-pump and on-pump coronary-artery bypass grafting at 1 year. N Engl J Med 2013;368:1179-88.
3. Diegeler A, Börgermann J, Kappert U, et al. Off-pump versus on-pump coronary-artery bypass grafting in elderly patients. N Engl J Med 2013;368:1189-98.
4. Møller CH, Penninga L, Wetterslev J, et al. Off-pump versus on-pump coronary artery bypass grafting for ischaemic heart disease. Cochrane Database Syst Rev 2012.
5. Lamy A, Devereaux PJ, Prabhakaran D, et al. Five-year outcomes after off-pump or on-pump coronary-artery bypass grafting. N Engl J Med 2016;375:2359-2368.
6. Edelman JJ, Yan TD, Bannon PG, et al. Coronary artery bypass grafting with and without manipulation of the ascending aorta—a meta-analysis. Heart Lung Circ 2011;20:318-24.
7. Pagel PS. Myocardial protection by volatile anesthetics in patients undergoing cardiac surgery : a critical review of the laboratory and clinical evidence. J Cardiothorac Vasc Anesth 2013;27:972-82.
8. Chaudhry UA, Harling L, Sepehripour AH, et al. Beating-heart versus conventional on-pump coronary artery bypass grafting: a meta-analysis of clinical outcomes. Ann Thorac Surg 2015;100:2251-60.
9. Ueki C, Sakaguchi G, Akimoto T, et al. On-pump beating-heart technique is associated with lower morbidity and mortality following coronary artery bypass grafting: a meta-analysis. Eur J Cardiothorac Surg 2016;50:813-21.

第 17 章

低侵襲オフポンプ冠動脈バイパス術

今後，増えていくだろうから今のうちに知っておこう

近年，胸骨を正中切離する従来の心臓手術に加え，肋間から小切開で心臓手術を行う，いわゆる低侵襲心臓手術 minimally invasive cardiac surgery(MICS)が行われている。冠動脈バイパス術(CABG)も同様に左肋間からの小切開で行う CABG (MICSCAB)が行われつつある。

本稿では MICSCAB の術式，麻酔の要点を紹介する。

症例

72 歳の男性。重症 3 枝病変に対し，MICSCAB を施行した。

麻酔導入は，ミダゾラム，フェンタニル，ロクロニウムで行い，麻酔維持はレミフェンタニル，セボフルランのバランス麻酔で行った。気管挿管はダブルルーメンチューブを用いた。左第 5 肋間から 8 cm ほどの切開を置き（図 1，2），胸膜切開時から右片肺換気を行い，術者は切開創からまず右内胸動脈(RITA)，続いて左内胸動脈(LITA)を剥離した。RITA の中枢側の剥離時には，右肺の換気が手術の妨げとなるため，1 回換気量を減少，もしくは用手換気にて呼吸回数を減じ，手術を施行した。同時に助手は大伏在静脈(SVG)を採取した。RITA，LITA 切離時にヘパリンを投与した。バイパス手技は，まず SVG 2 本をパーシャルクランプにて上行大動脈に吻合。この時に肺動脈を横にずらしながら吻合する

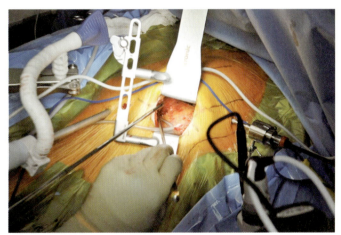

図 1　左第 5 肋間からの視野
(写真提供：一宮西病院 心臓血管外科総括部長 菊地慶太先生のご厚意による)

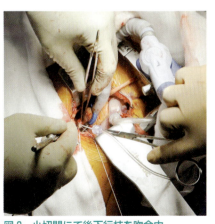

図 2　小切開にて後下行枝を吻合中
(写真提供：一宮西病院 心臓血管外科総括部長 菊地慶太先生のご厚意による)

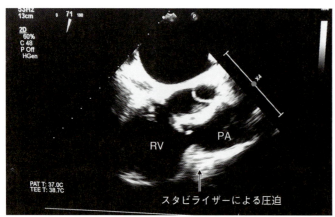

図3 MICSCAB術中，中枢吻合中の経食道心エコー図
右室流出路〜肺動脈にかけ圧迫されている。

① MIDCAB とは？

MIDCABとは，左第5肋間（ときに第4肋間）の6〜8cmほどの小切開からLITAを剝離し，LITAと左前下行枝（LAD）を吻合する術式である。LADの枝にほかの単独グラフトを用いて吻合を追加することもあるが，一般的には小切開によるLITA-LADの1枝吻合をいう。1967年に第一例目が報告され[1]日本では1990年代から行われるようになってきた。LAD 1枝のみなら冠動脈インターベンション（PCI）でいいのでは，との疑問はもっともだが，PCIに比べMIDCABは再狭窄率が少ないことが報告されている[2]。さらにMIDCABは本来の冠動脈に側副血行が加わるわけであり，ステント血栓症のように完全閉塞が起きにくいことも特徴である。また，抗凝固薬を長期に内服できない症例もMIDCABの適応となる。実際の臨床では，MIDCABとPCIを両方施行するhybrid CABも行われており，これも今後増えていくものと考える[3]。

② MICSCAB とは？

左小切開からのLITA-LAD吻合に加え，右冠動脈（RCA），回旋枝（Cx）にもバイパスを行う術式であり，小切開による複数枝冠動脈バイパス術である。グラフト選択の組み合わせは数種類ある。LITA-LADもしくはRITA-LADを基本として，橈骨動脈やSVGを切離し，上行大動脈に吻合しRCAやCxに吻合する。また近年では，左小切開からRITAを剝離しバイパスする術式も行われている[4]。RITA，LITA両方を利用する場合には動脈グラフトの開存率の優位性からRITA-LAD，LITA-Cx吻合を基本とし，単独グラフト-RCA吻合を加えるのが一般的である。図4は同症例での術後冠動脈CTである。小切開にて6枝バイパスを行っている。図5は同症例の術後創部である。MIDCABもほぼ同様の創切開にて施行される。

ために，図3に示すように右室（RV）の流出路が圧排された。これに対し，頭低位，フェニレフリン0.05〜0.1 mgの適宜投与にて血圧を保った。次にRITA-LAD，LITA-鈍縁枝（OM）-後側壁枝（PL），SVG-対角枝（D）1-D3，SVG-後下行枝（4PD）吻合を順次施行した。OM，PL，4PD吻合時の血圧低下に対しても同様にフェニレフリン0.05〜0.1 mgを適宜投与した。フローメータにて血流を確認後，プロタミン投与。胸膜閉鎖後に両肺換気とし，術直後の鎮痛のためフェンタニルを投与し手術を終了。ダブルルーメンチューブをシングルルーメンに入れ替え，ICUへ帰室した。輸液は吻合終了までに2,100 mL，手術終了までに3,200 mL行った。手術時間は5時間20分であった。

MICSCABとはどういう手術か？

MICSCABとは「左肋間から小切開にて行う人工心肺を使用しない冠動脈バイパス術」の総称である。一般的には，①minimally invasive direct coronary artery bypass（MIDCAB），②狭義のMICSCAB，③robotic CABに分けられる。

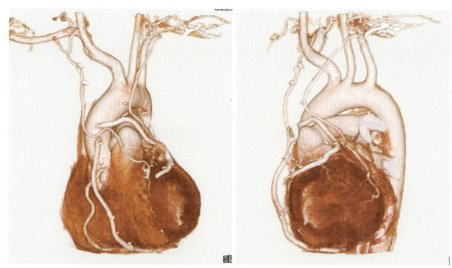

図4　MICSCAB 6枝吻合後の冠動脈 CT
(写真提供：一宮西病院 心臓血管外科総括部長 菊地慶太先生のご厚意による)

③ robotic CAB とは？

内視鏡的にCABGを行う。ZEUS surgical system(Computer Motion社，米国)やda Vinci surgical system(Intuitive Surgical社，米国)を用いてRITA，LITAを剥離しバイパス吻合を行う。robotic心臓手術は日本において僧帽弁手術が2018年度から保険適用となったが，CABGは保険診療として認められておらず，医療設備投資額が高額なのでまだ一般的とはいえない。

以下では，左小切開によるMIDCABを含めた狭義のMICSCABについて述べる。

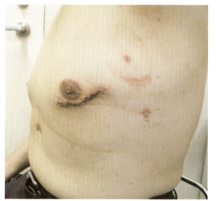

図5　小切開6枝バイパス後の創部
(写真提供：一宮西病院 心臓血管外科総括部長 菊地慶太先生のご厚意による)

MICSCAB の利点

MICSCABは従来の胸骨正中切開によるオフポンプ冠動脈バイパス術(OPCAB)に比べ，以下のような利点がある。

① 創感染が少ない：縦隔内操作は必要となるが，胸骨切開を加えないため縦隔炎の発生は極めてまれである。

② 術後人工呼吸時間，ICU滞在，入院期間の短縮：人工呼吸時間が遷延したという報告もあるが，術後の人工呼吸時間は短いとの報告が多い[5]。MICSCABは外科医の技量，経験が手術時間，成績に大きくかかわる。筆者の経験でも，手術がそつなく終了すれば人工呼吸時間は短い。ただし，術後の人工呼吸時間自体は，手術時間が想定内であれば周術期管理に特段の影響を及ぼさないと考えてよいと思われる。

③ コスメティックな利点：特に女性では切開線が乳房の下縁になるので，上肢を下げれば非常に目立たない。

④ 早期の社会復帰：特に勤労世代で運転手，運送業など胸郭を広げることの多い職業では，胸骨を切開していないため早期の仕事への復帰が期待される。

⑤術中，術後出血が少ない：術中の出血がほぼ左胸腔に限られるので高い血液回収が期待できる。宗教上の理由で輸血が難しい症例，低体重症例，貧血症例ではありがたい。筆者の経験では，いままでのMICSCABのガーゼ出血量は100g以下であった。

MICSCABの禁忌

MICSCABは緊急手術症例，低心機能症例，分離肺換気に耐えられない肺疾患者，高度肥満患者，左側胸膜や心膜の癒着している状態(感染，心臓外科手術後)は禁忌となる。LITAに強い石灰化を認める症例や胸郭の変形も程度によっては禁忌となる。

MICSCAB，MIDCABの麻酔の実際

MICSCABの手術の流れ

皮膚切開→左肋間開胸→RITA剥離→LITA剥離→中枢吻合(大動脈-SVグラフト吻合)→末梢吻合→グラフト血流確認，止血確認→閉胸が主な流れとなる。

麻酔法の選択

OPCABと基本的に変わらない。ただし，分離肺換気は必須であり，呼吸器疾患合併症例，肥満症例などでは注意を要する。呼吸機能の低下した症例に対し，左上葉と舌区を気管支ブロッカーで虚脱させ，手術を施行した報告もあり[6]，呼吸器外科手術よりは呼吸機能による手術制限はないものと考える。

肋間を切開するので硬膜外麻酔が有用であるが，術後1週間くらいは痛みが持続するようであり，あくまで術後急性期の鎮痛として硬膜外麻酔を使用する。硬膜外カテーテルは，術前日に挿入するのが一般的である。患者によって，肋間神経ブロック(パーマネントブロックも含む)を検討する。術後の痛みに関しては，術後数日間の急性期にはOPCABに比べMICSCABで痛みが強いとの報告もあるが，数週間後ではMICSCABのほうが患者の活動性は向上していることが多い[7]。筆者の経験では，全例に硬膜外麻酔を併用する必要はないと考える。

全身麻酔としては吸入麻酔でも全静脈麻酔(TIVA)でも麻酔科医の慣れた方法でよい。筆者は吸入麻酔薬の心筋に対する虚血プレコンディショニング効果を期待してセボフルランとレミフェンタニルを併用している。レミフェンタニルを使用することで心拍数が減少し，外科手技も感覚的にやりやすいかもしれない。ただし，スタビライザーを使用するので，よほどの頻脈でなければ問題とならないことが多い。

モニター

心電図，動脈ライン，中心静脈ラインを用意する。当院ではMICSCABを始めた当初，ペーシング機能付き肺動脈カテーテル(PAC)を挿入，肺動脈圧をモニターしていた。しかし，術者が心臓を操作する際にPACに起因すると思われる心室性不整脈を惹起することも少なくなかったため，また後述するように術中操作で左室側の血行動態障害を惹起することは少ないため，現在は中心静脈ラインのみである。また，小切開にて行うため，血行動態が破綻する不整脈が生じたとき，スムーズに除細動パッドが入らないこともある(実際には，なんとか心臓を挟むことが可能)。体外除細動パッドを術前に体表(右胸と左側背部)に貼っておくことも考慮する。

体位

体位は左側躯幹下(肩甲骨から少し下)にタオルなどを置き，左約40°高位の半側臥位で行う。この角度により術者はRITA，LITAを直視下に観察，切離可能となる。また，緊急時に備えて大腿部は消毒を加え，いつでもカニュレーションし体外循環が開

始できるようにしておく．

手術進行

皮膚切開に続き，肋間筋切開，左胸膜切開を施行．この時点で右側片肺換気とする．これは一般的な分離肺換気であり，呼吸管理方法はほかの呼吸器外科手術と変わらない．

◎ RITA，LITA 剥離

胸膜切開に続き RITA，LITA の切離が始まる．ポイントは，RITA 中枢側の処理時には圧排鉤にて右肺が圧迫されたり，必要に応じて呼吸停止を依頼されたりするため，術者とのコミュニケーションが必要となることである．まれに RITA 剥離中に右胸腔が開胸となり出血が右胸腔に垂れ込むので注意を要する．右胸腔に垂れ込んだ血液の回収は難儀である．LITA 採取中には特にイベントは起きないことがほとんどである．また，静脈グラフトを使用する場合にはこの時期に採取する．MICSCAB は閉創まで片肺換気を必要とするが，MIDCAB では LITA-LAD 吻合時に，心膜を釣り上げた後，両肺換気とすることもある．左肺を換気することにより心臓が持ち上がり，より創部直下で吻合が可能になるためである．

◎ 中枢吻合

中枢吻合時には視野確保のため必ず，多少なりとも肺動脈が圧排される．図3は中枢吻合時の経食道心エコー(TEE)図である．血行動態が保てない場合には肺動脈の側面から圧迫したり，大動脈の背側にガーゼを挿入したりして，視野の確保に努めてもらう．経験的に MIDCAB において最も血圧が低下するステージである．

◎ 末梢吻合

LITA への末梢吻合は OPCAB 同様，スタビライザーにて左室(LV)をやや圧排しながら行われる．RCA，Cx への吻合は RV，LV の一部を圧排しながら行われる．OPCAB との違いは，心臓を垂直方向へ脱転させる必要がないこと，また回旋の度合いも小さいことである．

血行動態の管理：OPCAB との相違

OPCAB の血行動態の詳しい管理は他稿に譲るが，OPCAB にせよ MICSCAB にせよ，術中に血行動態の変化をみたときにその原因を知ることが重要である．むしろ，原因さえわかれば，その対処は平易であることが多い．

OPCAB 中の血行動態の変化の原因は以下の4点が挙げられる．

①RV，右室流出路の圧排：LITA，RITA 剥離中の開胸器の使用，RCA や Cx 吻合中にみられる．右室壁は薄く，器械による圧迫や心臓脱転の影響を受けやすい．
②僧帽弁逆流の出現もしくは悪化：RCA や Cx 吻合時にみられる．
③LV の圧迫：LITA 吻合時などにみられる．
④LV の拡張能の低下：LAD 吻合でもみられるが，RCA や Cx 吻合時に顕著となる．

対処方法を細かく考察することも大事ではあるが，端的に述べるならば，LV の前負荷が減少か，増加かに分別するとわかりやすい．すなわち，LV の前負荷が減少した場合にはフェニレフリンなどの血管収縮薬を投与，もしくは頭低位をとってその改善に努め，LV の前負荷が増加した場合には(特に低心機能の症例)，エフェドリンなど心筋の収縮力を増加させる薬，心拍数を上昇させる薬を使用する．また，必要に応じてペーシングで対応することも考慮する．

これに対し，MICSCAB 中の血行動態の変化の原因は，次の2点が挙げられる．
①右室流出路，肺動脈の圧迫：中枢吻合時
② RV，LV の圧迫：末梢吻合時

末梢吻合時に，MICSCAB では心臓の垂直方向への脱転がなく，また左右への回旋も少ないため，右室流出路の狭小化，僧帽

弁逆流の悪化が低血圧の原因となる可能性は低い。中枢吻合時の肺動脈の圧迫に対しては血管収縮薬を投与，もしくは頭低位をとり対処する。このステージでの頭低位は術者も大動脈が見やすくなり，推奨される。末梢吻合時の RV，LV の圧迫に対しても，血管収縮薬にて十分対処可能である。このステージでの頭低位は，横隔膜が頭側に偏位することとなり，術野の狭小化をまねき，注意を要する。

MICSCAB の輸液について

MICSCAB は限られた術空間で手術を行うので，基本的に末梢吻合が完遂するまでは多量の輸液は控える。要は，心臓を張らさないことが肝要となる。MIDCAB の場合は，LITA の剥離と LAD 吻合だけなので拡張末期容量が大きめであっても吻合時，血行動態管理は比較的容易であるが，MICSCAB では RCA，Cx 領域での末梢吻合は心臓を多少なりとも圧迫するため，心臓が張ってしまうと手術手技が難儀となる。したがって，RCA や Cx 吻合がある場合には，その末梢吻合完遂までは，ある程度輸液は制限する。すなわち，視覚的に心臓が張らない程度の輸液を行い，吻合終了後に十分な輸液を行う。

また，MICSCAB では出血が左胸腔に限られるので，血液回収装置を使った出血の回収は容易である。予想回収血液量も麻酔計画に考慮すべきである。

経食道心エコーの使用

MICSCAB の麻酔管理に慣れてくると，感覚的に血圧低下の原因がわかるので，TEE がないと麻酔管理が難儀となる，というわけではない。ただ，MICSCAB は麻酔科医の立ち位置からは心臓を直視することができず，また見えても左室の一部のみである。手術室モニターや術者のヘッドカメラを通して多少は心臓をイメージできるが，TEE があれば左室の大きさ，壁運動も観察できる。また，術中モニターとして中枢吻合時の肺動脈圧排の程度を知ることができ，緊急に体外循環を開始する場合には送血管挿入時のワイヤー確認や脱血管の位置決めなどにも役立つ。なので，禁忌でなければ TEE を使用したほうがよいかもしれない。

まとめ

① MICSCAB では中枢吻合時に手技上，肺動脈が圧迫されやすいために血圧が低下する。これに対しては血管収縮薬，頭低位で対処する。

② MICSCAB での末梢吻合では，心臓が垂直方向には脱転されず，回旋される度合いが小さいため，血行動態が大きく変動することは少ない。

以上，筆者の経験から MICSCAB の麻酔管理について述べた。実際，MICSCAB では 1 枝あたりの手術時間は OPCAB に比べ長く，手術の安全な進行が術者の技量，経験に大きく依存することは否めない。しかし，麻酔科医の経験も非常に重要であり，コメディカルも含めた手術室チームの，まさに阿吽の呼吸が必要となる。ただ，ひとたび習熟したならば，MICSCAB の麻酔管理は OPCAB のそれよりも，わかりやすい。

（池崎 弘之，中里 桂子）

文　献

1. Kolessov VI. Mammary artery-coronary artery anastomosis as method of treatment for angina pectoris. J Thorac Cardiovasc Surg 1967 ; 54 : 535-44.
2. Benedetto U, Raja SG, Soliman RF, et al. Minimally invasive direct coronary artery bypass improves late survival compared with drug-eluting stents in isolated proximal left anterior descending artery disease : a 10-year follow-up, single-center, propensity score analysis. J Thorac Cardiovasc Surg 2014 ; 148 : 1316-22.
3. Repossini A, Tespili M, Saino A, et al. Hybrid revascularization in multivessel coronary artery disease. Eur J Cardiothorac Surg 2013 ; 44 : 288-

93.
4. Kikuchi K, Une D, Endo Y, et al. Minimally invasive coronary artery bypass grating using bilateral in situ internal thoracic arteries. Ann Thorac Surg 2015 ; 100 : 1082–4.
5. Dooley A, Asimakopoulos G. Does a minimally invasive approach result in better pulmonary function postoperatively when compared with median sternotomy for coronary artery bypass graft? Interact Cardiovasc Thorac Surg 2013 ; 16 : 880–5.
6 Agrawal DR, Nambala S, Fartado A. Selective lobar blockade in minimally invasive coronary artery bypass grafting: A technical advantage in patients with low respiratory reserve that precludes one-lung ventilation. Ann Card Anaesth 2016 ; 19 : 542–4.
7. Walther T, Falk V, Metz S, et al. Pain and quality of life after minimally invasive versus conventional cardiac surgery. Ann Thorac Surg 1999 ; 67 : 1643–7.

付録

読んでおくべきガイドライン

ガイドラインを読むべき三つの理由

診療ガイドラインはエビデンスのシステマティック・レビューと複数の治療選択肢の利益と害の評価にもとづいて患者ケアを最適化するための推奨を含む文書である[1]。循環器領域の診療ガイドラインは，米国心臓病学会 American College of Cardiology(ACC)，米国心臓協会 American Heart Association(AHA)，欧州心臓病学会 European Society of Cardiology(ESC)，そして日本循環器学会 Japanese Circulation Society(JCS)などから多数発表されており，それぞれのWebページで入手可能である。

ガイドラインを読んでおいたほうがよい理由は三つあると考える。

第一に，ガイドラインが作成された時点での最新のエビデンスにもとづいた診療方法を知ることができる。医療の進歩に遅れないように日々文献を読まれていると思うが，おびただしい数の論文が公表される現状では，すべてを読み批判的吟味を行って適切に解釈することは不可能である。診療ガイドラインの推奨は，臨床上の問題 clinical question(CQ)に対して収集し選択した全ての研究報告をバイアスを避けて評価し，得られたエビデンスにもとづいて科学的な判断を行うことによって作成されている。

第二に，循環器内科医や心臓外科医との共通言語を得ることができる。心臓外科手術はチーム医療である。円滑にチーム医療を進め，よいアウトカムを得るためには情報共有が重要であり，情報共有を行うためには相手の言うことをそれなりに理解できる必要がある。

第三に，知識の整理に役立つことである。教科書よりも新しい知識を自力で系統立てて学習するのは容易ではない。ガイドラインは臨床で役立つような構成になっていることが多く，教科書よりポイントをつかみやすいかもしれない。

本稿では心臓大血管手術の麻酔を行う際に内容を知っておくとよいガイドラインを疾患ごとに取り上げる。

冠動脈バイパス術

2011 ACCF/AHA Guideline for Coronary Artery Bypass Graft Surgery[2]

ACC Foundation と AHA によって作成された冠動脈バイパス術 coronary artery bypass grafting(CABG)のガイドラインである。経皮的冠動脈インターベンション percutaneous coronary intervention(PCI)のガイドラインとともに2011年に発表された。CABG の術前評価や適応，術式，PCI との比較，周術期の管理などについて述べられている。このガイドラインの作成には米国心臓血管麻酔学会 Society of cardiovascular anesthesiologists(SCA)も加わっており，術中管理や術中経食道心エコー(TEE)の推奨も含まれている。

麻酔管理，周術期管理，CABGの適応，術前評価などの項を読んでおくとよい。ただし，本稿執筆時点でアップデートはされていないため，最新のエビデンスを反映しているとは言い難いかもしれない。最新のガイドラインを読みたければ，ESCと欧州心臓胸部外科学会European Association for Cardio-Thoracic Surgery (EACTS)によるガイドラインが2014年に発表されている[3]。

弁膜症手術

2014 AHA/ACC Guideline for the Management of Patients with Valvular Heart Disease[4]

AHAとACCによって作成された心臓弁疾患の診断・治療のためのガイドラインである。2014年に発表され，2017年に大動脈弁狭窄症，僧帽弁逆流症，人工弁，感染性心内膜炎についてアップデートされている[5]。弁疾患について詳細に記述されており，下手な教科書を読むよりもよいかもしれないし，最近の教科書はこのガイドラインの内容に準拠しているものも多い。弁疾患の診断・治療だけでなく，弁疾患患者の妊娠や非心臓手術についても記載がある。目を通しておきたいのは手術のリスク評価，各弁疾患の重症度評価，手術介入の適応（フローチャートがある）の項である。弁疾患患者の妊娠や非心臓手術についての記載も周術期管理に役立つかもしれない。心エコーの講習会などでもよく取り上げられるガイドラインなので，読んでから受講すれば講義の理解も深まるだろう。

2017年にESCとEACTSからも弁疾患のガイドラインが発表されている[6]。内容はほぼ同じだが，手術介入の適応のフローチャートはこちらの方がシンプルかもしれない。

大動脈疾患

大動脈瘤・大動脈解離診療ガイドライン（2011年改訂版）[7]

JCSによって作成された大動脈疾患の診断・治療のためのガイドラインである。胸部大動脈瘤，腹部大動脈瘤，大動脈解離の分類や病態，診断と治療について詳述されている。

押さえておきたいのは治療法の選択，外科治療と血管内治療の適応である。大動脈手術は大動脈瘤や解離の部位によって術式や体外循環にバリエーションがある。術式を知ることで，ライン確保やモニタリング部位の決定，合併症の想定に役立つ。

術中の輸血管理

2017 EACTS/EACTA Guidelines on patient blood management for adult cardiac surgery[8]

EACTSと欧州心臓胸部麻酔学会European Association of Cardiothoracic Anaesthesiology(EACTA)によって作成された成人の心臓手術における血液管理のためのガイドラインである。心臓手術中の輸血管理のガイドラインには米国胸部外科学会Society of Thoracic Surgeons(STS)とSCAのガイドラインも存在するが，発表されたのが2011年であり最新の知見とは言い難い。

周術期の抗凝固薬や抗血小板薬の取扱い，術式や人工心肺，術中の抗凝固療法，術中の凝固系検査(point-of-care tests)，輸液・輸血管理について記載されている。心臓大血管手術中に出血や輸血を巡って外科医と議論(論争？)になることが少なくない。そんな時のために最新のエビデンスを押さえておこう。

非心臓手術

2014 ACC/AHA Guideline on Perioperative Cardiovascular Evaluation and Management of Patients Undergoing Noncardiac Surgery[9]

ACCとAHAによって作成された非心臓手術の心血管系の術前評価のガイドラインである。非心臓手術の心血管系評価のガイドラインはESC/ESA，JCSからも発表されている[10,11]。いずれのガイドラインも非心臓手術の術前の心血管系のリスクをアルゴリズムに沿って評価するようになっている。

心臓麻酔デビューの後は，重症の心疾患をもった患者の非心臓手術の麻酔を担当したり，相談を受けることも多くなるかもしれない。心疾患をもつ患者の術前評価，検査や治療介入の適応，周術期の薬物の扱いについて理解しておこう。

冠動脈インターベンション後の抗血小板療法

2016 ACC/AHA Guideline Focused Update on Duration of Dual Antiplatelet Therapy in Patients With Coronary Artery Disease[12]

2011年の冠動脈バイパス術のガイドラインと冠動脈インターベンションのガイドラインの抗血小板療法についてのアップデートである。変更点はPCI後の抗血小板療法の期間，PCI後の待機的非心臓手術までの期間である。

新しい世代の薬剤溶出性ステント(エベロリムスあるいはゾタロリムス溶出性ステント)のステント血栓症やMACE(major adverse cardiac events)のリスクが，第1世代の薬剤溶出性ステント(シロリムスあるいはパクリタキセル溶出性ステント)と比較して低いというエビデンスが出てきたことが推奨変更の背景である。

PCI後の患者が非心臓手術を受けることも多くなってきた。PCI後の非心臓手術の時期や抗血小板薬の調整をどのような方針で行うか，麻酔科医も理解しておく必要がある。

心臓手術におけるノンテクニカルスキル

Patient safety in the cardiac operating room: human factors and teamwork[13]

AHAが2013年に発表した心臓手術に関する医療安全のステートメントであり，日本心臓血管外科学会から邦訳が出ている[14]。このステートメントには心臓手術の術中のチームワークやコミュニケーションといったノンテクニカルスキルから始まって，手術室の物理的環境，安全文化の醸成といったところまで解説されている。

心臓大血管手術は多くのスタッフがかかわるプロジェクトである。このプロジェクトを円滑に進め成功に導くためには，チームのスタッフ間のコミュニケーションがうまくいくことが極めて重要である。しかしながら，これまで術中のスタッフ間のノンテクニカルスキルは重視もされず，系統的に学ぶ機会もなかった。術中のノンテクニカルスキルの基礎を学ぶために，ぜひお読みあれ。

術中の経食道心エコー(TEE)

Basic perioperative transesophageal echocardiography examination[15]

米国心エコー学会 American Society of Echocardiography(ASE)とSCAから出された周術期の基本的なTEE検査に関するステートメントである。

このステートメントでは，左室機能(全体＆局所)，右室機能，循環血液量減少，基本的な弁疾患，肺塞栓症・空気塞栓(脳神経手術)，心嚢液貯留・胸部外傷，成人の単純な先天性心疾患といった基本的な評価を行うことを主眼においており，使用す

る断面も中部食道四腔断面，中部食道二腔断面，中部食道長軸断面，経胃中部短軸断面など11断面に絞られた（15ページ図1参照）。このガイドラインに取り上げられている11断面をまずは使いこなせるようになろう。

Guidelines for performing a comprehensive transesophageal echocardiographic examination[16]

ASEとSCAによって作成されたTEE検査の包括的なガイドラインで，基本20断面で有名な1997年版のアップデート版である。

プローブ操作や種々の解剖構造の評価方法に加えて，TEEの適応，トレーニングと資格認定，検査中の鎮静，リアルタイム三次元TEEといった広範な内容を含んでいる。検査に使用する断面も肺静脈や左心耳，三尖弁や右室などの観察に適した断面が追加され，従来の20断面から28断面に増えた。28断面という数の多さに驚かれるかもしれないが，最初は「こんな断面もあるのだな」と眺めておくぐらいでよいだろう。TEEを使いこなせるようになってきたら，必要に応じて使う断面を増やしていく。

将来的に日本周術期経食道心エコー認定試験Japanese Board of Perioperative Transesophageal Echocardiography（JB-POT）や米国のTEEの試験（Examination of Special Competence in Basic / Advanced Perioperative Transesophageal Echocardiography: Basic / Advanced PTEeXAM）などを受けてみたい，あるいは教科書や講習会のネタ元を読みたいという方は，心腔の定量評価，左室拡張能の評価，弁狭窄の評価，弁逆流の評価の推奨[17〜20]（recommendations）をお勧めする。

ガイドラインとの付き合い方

本稿で取り上げたガイドラインのフルテキストはどれも長く（参考文献込みで30〜60ページ，ものによっては100ページ！），忙しい日常でガイドラインのフルテキストを読むのは容易ではない。多くのガイドラインはexecutive summaryや推奨が一覧表にまとめられていることが多いので，これらを活用して推奨を確認するというのも一つの読み方ではある。しかし，ガイドラインの本文には推奨の背景や根拠が記載されており，知識のブラッシュアップに役立つことが多い。必要な項目だけでも本文を読むことをお勧めする。

ガイドラインを読むとガイドラインが金科玉条のごとく思えてくるかもしれない。しかし，ガイドラインの冒頭には，例えば"The ACC/AHA practice guidelines are intended to assist clinicians in clinical decision making by describing a range of generally acceptable approaches to the diagnosis, management, and prevention of specific diseases or conditions. The guidelines attempt to define practices that meet the needs of most patients in most circumstances. The ultimate judgment about care of a particular patient must be made by the clinician and patient in light of all the circumstances presented by that patient. As a result, situations may arise in which deviations from these guidelines may be appropriate."といった記載があることが多い[4]。ガイドラインの推奨の前提が眼の前の患者と異なることは珍しくないし，時が経過して推奨が変わることもある。上の記載にもあるように，ガイドラインは全ての患者を網羅するわけではなく，必ず例外は存在する。ガイドラインを患者に適用する際には，個々の患者の背景や全身状態，合併疾患，術者の技量などを考慮

することを忘れないようにしたい。

（清野 雄介）

文献

1. 相原守夫．診療ガイドラインのためのGRADEシステム 第2版．青森：凸版メディア，2015．
2. Hillis LD, Smith PK, Anderson JL, et al. 2011 ACCF/AHA Guideline for Coronary Artery Bypass Graft Surgery. A Report of the American College of Cardiology Foundation/American Heart Association Task Force on Practice Guidelines Developed in Collaboration with the American Association for Thoracic Surgery, Society of Cardiovascular Anesthesiologists, and Society of Thoracic Surgeons. J Am Coll Cardiol 2011；58：e123-210.
3. Windecker S, Kolh P, Alfonso F, et al. 2014 ESC/EACTS Guidelines on myocardial revascularization: The Task Force on Myocardial Revascularization of the European Society of Cardiology (ESC) and the European Association for Cardio-Thoracic Surgery (EACTS) Developed with the special contribution of the European Association of Percutaneous Cardiovascular Interventions (EAPCI). Eur Heart J 2014；35：2541-619.
4. Nishimura RA, Otto CM, Bonow RO, et al. 2014 AHA/ACC Guideline for the Management of Patients with Valvular Heart Disease: a report of the American College of Cardiology/American Heart Association Task Force on Practice Guidelines. J Am Coll Cardiol 2014；63：e57-185.
5. Nishimura RA, Otto CM, Bonow RO, et al. 2017 AHA/ACC Focused Update of the 2014 AHA/ACC Guideline for the Management of Patients With Valvular Heart Disease: A Report of the American College of Cardiology/American Heart Association Task Force on Clinical Practice Guidelines. J Am Coll Cardiol 2017；70：252-89.
6. Baumgartner H, Falk V, Bax JJ, et al. 2017 ESC/EACTS Guidelines for the management of valvular heart disease: The Task Force for the Management of Valvular Heart Disease of the European Society of Cardiology (ESC) and the European Association for Cardio-Thoracic Surgery (EACTS). Eur Heart J 2017；38：2739-91.
7. 髙本眞一ほか．大動脈瘤・大動脈解離診療ガイドライン（2011年改訂版）．(http://www.j-circ.or.jp/guideline/pdf/JCS2011_takamoto_h.pdf)（2018年5月1日閲覧）
8. Boer C, Meesters MI, Milojevic M, et al. 2017 EACTS/EACTA Guidelines on patient blood management for adult cardiac surgery. J Cardiothorac Vasc Anesth 2018；32：88-120.
9. Fleisher LA, Fleischmann KE, Auerbach AD, et al. 2014 ACC/AHA Guideline on Perioperative Cardiovascular Evaluation and Management of Patients Undergoing Noncardiac Surgery: A Report of the American College of Cardiology/American Heart Association Task Force on Practice Guidelines. J Am Coll Cardiol 2014；64：e77-137.
10. Kristensen SD, Saraste A, Anker S, et al. 2014 ESC/ESA Guidelines on non-cardiac surgery: cardiovascular assessment and management: The Joint Task Force on non-cardiac surgery: cardiovascular assessment and management of the European Society of Cardiology (ESC) and the European Society of Anaesthesiology (ESA). Eur Heart J 2014；35：2383-431.
11. 許俊鋭ほか．非心臓手術における合併心疾患の評価と管理に関するガイドライン（2014年改訂版）．(http://www.j-circ.or.jp/guideline/pdf/JCS2014_kyo_h.pdf)（2018年5月1日閲覧）
12. Levine GN, Bates ER, Bittl JA, et al. 2016 ACC/AHA Guideline Focused Update on Duration of Dual Antiplatelet Therapy in Patients With Coronary Artery Disease: A Report of the American College of Cardiology/American Heart Association Task Force on Clinical Practice Guidelines. J Am Coll Cardiol 2016；68：1082-115.
13. Wahr JA, Prager RL, Abernathy JH, et al. Patient safety in the cardiac operating room: human factors and teamwork: a scientific statement from the American Heart Association. Circulation 2013；128：1139-69.
14. 日本心臓血管外科学会．心臓手術室の医療安全：ヒューマンファクターとチームワーク：米国心臓協会（American Heart Association）からの科学ステートメント．2015年．(http://jscvs.umin.ac.jp/images/circulation2015.pdf)（2018年5月1日閲覧）
15. Reeves ST, Finley AC, Skubas NJ, et al. Basic perioperative transesophageal echocardiography examination: a consensus statement of the American Society of Echocardiography and the Society of Cardiovascular Anesthesiologists. J Am Soc Echocardiogr 2013；26：443-56.
16. Hahn RT, Abraham T, Adams MS, et al. Guidelines for performing a comprehensive transesophageal echocardiographic examination: recommendations from the American Society of Echocardiography and the Society of Cardiovascular Anesthesiologists. J Am Soc Echocardiogr 2013；26：921-64.
17. Lang RM, Badano LP, Mor-Avi V, et al. Recommendations for cardiac chamber quantification by echocardiography in adults: an update from the American Society of Echocardiography and the European Association of Cardiovascular Imaging. J Am Soc Echocardiogr 2015；28：1-39.
18. Nagueh SF, Smiseth OA, Appleton CP, et al. Recommendations for the evaluation of left ventricular diastolic function by echocardiography: An Update from the American Society of Echocardiography and the European Association of Cardiovascular Imaging. J Am Soc Echocardiogr 2016；29：277-314.
19. Baumgartner H, Hung J, Bermejo J, et al. Echocardiographic assessment of valve stenosis: EAE/ASE recommendations for clinical practice. J Am Soc Echocardiogr 2009；22：1-23.
20. Zoghbi WA, Adams D, Bonow RO, et al. Recommendations for Noninvasive Evaluation of Native Valvular Regurgitation: A Report from the American Society of Echocardiography Developed in Collaboration with the Society for Cardiovascular Magnetic Resonance. J Am Soc Echocardiogr 2017；30：303-71.

索引

欧文

2nd run 64
3D-TEE 61
α-angle 37, 38
α-stat 法 27
β遮断薬 46, 49
　　術前—— 46
β溶血性レンサ球菌 125
γ（ガンマ）計算 43
ε-アミノカプロン酸（EACA） 40
AAI 9
acceleration time（AT） 72
activated clotting time（ACT） 4, 32
　　——延長の要因 32
activated partial thromboplastin time（APTT） 32
afterload mismatch 88
Amplatzer septal occlude（ASO） 57
aortic regurgitation（AR） 68, 75
aortic stenosis（AS） 67, 75
aortic valve replacement（AVR） 70
arterial pressure cardiac output（APCO）モニター 140
atrial septal defect（ASD） 57
Bentall 手術 123
BIS モニター 148
blind zone 16, 17
blood cardioplegia（BCP） 28
bounding pulse 77
box lesion 98
cardiac erosion 59
cardioplegia 4
cardiopulmonary bypass（CPB） 23
Carpentier 分類 84, 85
Cell Saver® 26, 36
Chiari ネットワーク 29
conventional CABG 146
coronary artery bypass grafting（CABG） 143
Corrigan 脈 77
cryoablation 99
cryoICE™ 102
crystalloid cardioplegia（CCP） 28

cut & sew 99
DDD 9
deairing 93
dehiscence/detachment 121
dicrotic notch 7
disseminated intravascular coagulation（DIC） 4, 33, 117
Doppler velocity index（DVI） 72
Duke 診断基準 118
effective orifice area（EOA） 73
Eisenmenger 症候群 59
epi-aortic エコー 16, 26, 109, 145
epi-cardiac エコー 16
Eustachian 弁 29
eyeballing 14, 21
fast track 11, 138
FloTrac™ センサー 124, 140
fractional area change（FAC） 61
fresh frozen plasma（FFP） 33, 36
Hagen-Poiseuille の式 138
heparin-induced thrombocytopenia（HIT） 33
　　——抗体 33
Heyde 症候群 36
hibernating myocardium 3
HMS Plus 34
hybrid CAB 152
ICU 移送 11
infective endocarditis（IE） 117
intraaortic balloon pumping（IABP） 7
ischemic preconditioning 92
left ventricular-aortic discontinuity 123
LIMA suture 法 140
low-flow/low-gradient severe AS with reduced LVEF 69
methicillin-susceptible *Staphylococcus aureus*（MSSA） 120
minimally invasive cardiac surgery（MICS） 91, 151
MICSCAB 152
minimally invasive direct coronary artery bypass（MIDCAB） 152

mitral annular calcification（MAC） 88
mitral regurgitation（MR） 83, 91
mitral stenosis（MS） 84
nonbacterial thrombotic endocarditis（NBTE） 117
off-pump CABG 146
on-pump beating CABG 147
Osler 結節 120
paradoxical AS 69
paravalvular leakage 88
paravalvular regurgitation 121
paravertebral block（PVB） 94
partial anomalous pulmonary venous return（PAPVR） 58
patient-prosthesis mismatch（PPM） 74
PDE Ⅲ阻害薬 47, 139
percutaneous transvenous mitral commissurotomy（PTMC） 84
perivalvular leakage 72
persistent left superior vena cava（PLSVC） 14, 17, 58
pH-stat 法 27
point-of-care ultrasound 13
point-of-care（POC）モニター 36
postoperative cognitive dysfunction（POCD） 10
PreSep™ カテーテル 124, 140
radiofrequency ablation 99
retrograde cerebral perfusion（RCP） 112
robotic CAB 153
ROOBY trial 131
Roth 斑 120
Seldinger 法 80
selective cerebral perfusion（SCP） 113
serratus-intercostal plane block（SIPB） 95
shear stress 78
spike on T 100
Stanford B 型 107
stone heart 3

stuck valve 88
stunned myocardium 3
systolic anterior motion(SAM) 83, 87
──TEE 所見 89
Tei index 61
terminal cardioplegia hot shot 8
terminal warm blood cardioplegia 29, 93
Thebesian 静脈 148
thromboelastograph(TEG®) 36
──6s Hemostasis Analyzer 37
──測定パラメータ 38
thromboelastometry(ROTEM®) 36
──sigma 37
──測定パラメータ 38
transcatheter aortic valve implantation(TAVI) 78
transesophageal echocardiography(TEE) 13, 62, 78
──AR での評価 80
──ASD での描出 63
──MR での評価項目 86
──合併症 13
──僧帽弁の評価 87
transitional opioid 115
transvalvular leakage 71, 88
Trendelenburg 位 136
tricuspid annular plane systolic excursion(TAPSE) 60, 107
two-pump system 113
upright positioning 法 140
Valsalva 洞 8
vasodilatory shock 149
vasoplegic syndrome 9, 149
ventricular septal defects(VSD) 58
volume loading 16
VVI 9
warm cardioplegia 8
water hammer pulse 77
ZEUS surgical system 153

和文

あ行

圧閉度 25
アテノロール 101
アドレナリン 45, 137, 139
アトロピン 79
アナフィラキシー様反応 34
アピキサバン 101
アミオダロン 49, 82, 101, 105
アルガトロバン 31
アルデヒドデヒドロゲナーゼ 139
アンダーセンシング 9
アンチトロンビン(AT) 30, 31
──欠乏症 32
アンピシリン 125

遺残空気 20
一次孔欠損,心房中隔欠損症 57
一次性僧帽弁閉鎖不全症(MR) 83
一時ペーシング 49

右胃体網動脈(GEA) 132
右冠動脈(RCA) 136
右冠動脈洞 20
右左シャント 16
右心機能評価 61
右橈骨動脈圧 108
右内胸動脈(RITA) 132, 155
右房メイズ 103

エアーブロック 23
エア抜き 93
エスモロール 47, 137
エドキサバン 101
エネルギーバランス,心筋の 4
エフェドリン 79, 137, 139, 149, 155
遠心性肥大 76
遠心ポンプ 25
エンピリック療法 124

オーバーセンシング 9, 100
オープンステント挿入 113
オープンステント挿入術 107
オフポンプ冠動脈バイパス術(OPCAB) 129, 135
オルプリノン 47
オンポンプ冠動脈バイパス術 131, 143

か行

開胸器 130
回収式自己血輸血 36
回旋枝(Cx) 132
片肺換気 91, 151, 155
活性化部分トロンボプラスチン時間(APTT) 32
活性凝固時間(ACT) 4, 32
──延長の要因 32
カテコールアミン 44
カニュレーション,人工心肺時の 6
カルシウム拮抗薬 46, 139
カルシウムパラドックス 29
カルペリチド 65, 79
冠拡張薬 45
冠灌流圧(CPP) 138
観血的血圧モニター 149
観血的動脈圧測定 140
患者人工弁ミスマッチ(PPM) 74
冠静脈洞型,心房中隔欠損症 58, 65
感染性心内膜炎(IE) 117
冠動脈カニューレ 81
冠動脈損傷,メイズ手術後の 104
冠動脈バイパス術(CABG) 129, 143
──ガイドライン 158
冠動脈吻合 131
観の目 21
ガンマ(γ)計算 43
寒冷凝集素症 30

奇異性大動脈弁狭窄症 69
黄色ブドウ球菌 124
機械的補助循環 52
機械弁 85
偽性重症大動脈弁狭窄症(AS) 69
気絶心筋 3
揮発性麻酔薬 148
気泡型(bubble),遺残空気 20
気泡型人工肺 25
逆 Trendelenburg 位 146
逆行性カニューレ 6
逆行性冠灌流カテーテル 18
逆行性心筋保護液注入 5
逆行性脳灌流(RCP) 112, 113
キャビテーション 26
吸引回路 26
吸引脱血法 24
急性冠症候群 46
急性心筋虚血 137

胸腔内液体貯留　19
狭心症　67
強制脱血法　23
胸部大動脈瘤　107
局所脳組織酸素飽和度（rSO$_2$）　124
局所壁運動異常　71
虚血許容時間　112
虚血プレコンディショニング　92
緊急 conversion　130

空気塞栓対策　8
グラフト
　　――採取　135
　　――選択　132
　　――流量の計測　148
クリオプレシピテート　36

経胃中部短軸断面　16, 18
経カテーテル的大動脈弁植込み術
　　（TAVI）　78
経胸壁心エコー（TTE）　60
経食道心エコー（TEE）　13, 52, 60,
　　141
　　――ガイドライン　160
　　――検査　78, 83
　　――断面　15
　　――ベースラインの評価　15
経人工弁通過血流速度波形　71
経大動脈弁平均圧較差　68
経皮経静脈的僧帽弁交連切開術　84
経皮的心肺補助（PCPS）　52
頸部分枝吻合　114
外科的アブレーション　97
外科的縫合閉鎖　99
血液希釈，人工心肺中の　27
血液心筋保護液　29
血管作動薬　137
血小板第 4 因子（PF4）　33
血小板輸血の基準　36
血栓症　33
欠損孔周縁不足　57
限外濾過回路　27
腱索再建術　85
ゲンタマイシン　125

コアグラーゼ陰性ブドウ球菌　124
抗凝固薬　31, 101

抗血小板療法，ガイドライン　160
抗トロンビン薬　33
後負荷不適合　88
抗不整脈薬　47, 101
抗プロタミン免疫グロブリン E 抗体
　　34
硬膜外麻酔　94, 154
コーティング　26
コスメティックな利点　153
コミュニケーション　130

さ行

再灌流障害　29
サイフォンの原理　23
左回旋枝（LCx）　136
左室圧 - 容量曲線　76
左室拡張末期圧（LVEDP）　76, 138
左室駆出率（LVEF）　143
　　術前――　144
左室心尖部　20
左室壁緊張　76
左室ベント　18
左室ベントカニューレ　6
左上大静脈遺残（PLSVC）　6, 14, 17,
　　58
嗄声　107
左前下行枝（LAD）　132, 136
左内胸動脈（LITA）　132, 145, 155
左房内血栓　102
左房メイズ　104
酸塩基平衡管理，低体温時の　27
三尖弁閉鎖不全（TR）　59
三尖弁輪部収縮期移動距離　60, 107
三尖弁輪部収縮期移動速度　61
酸素需給バランス　35
酸素消費量，体温との関係　27
残存逆流　94

視覚的評価（eyeballing）　14, 21
ジゴキシン　97
自己血回収装置　36
持続性心房細動　101
失神　67
シャントチューブ　136
収縮期前方運動（SAM）　83, 87
出血，人工心肺後　36
術後認知機能障害（POCD）　10

術中覚醒記憶　7
循環作動薬　43, 48
順行性カニューレ　6
順行性冠灌流　19
順行性心筋保護液注入　5
常温心筋保護液　8, 27
硝酸イソソルビド　46
硝酸薬　139
晶質液心筋保護液　28
　　――組成　28
上室性不整脈　49
静脈貯血槽　23
静脈洞欠損，心房中隔欠損症　58
食道損傷，メイズ手術後の　104
除水回路　27
徐脈性不整脈　49
ジルチアゼム　46, 101
腎機能　122
心機能低下　9
心筋，エネルギーバランス　4
心筋酸素消費量　28
心筋内空気所見　94
心筋保護液　4, 19, 28, 80, 93
　　――注入方法　5
心筋保護回路　27
心筋保護効果　16
心腔内血栓　14
人工腱索再建　93
人工心肺（CPB）　23
　　――離脱時のチェック項目　8
人工心肺回路　24
　　開放型――　24
　　閉鎖型――　24
人工肺　6
人工弁狭窄，評価アルゴリズム　72
人工弁置換術　85, 122
心室細動　47
心室性期外収縮　47
心室性不整脈　45, 47
心室中隔欠損（VSD）　58
心室頻拍　47
心耳内血流　102
新鮮凍結血漿（FFP）　33, 36
心脱転法　140
心停止　3
心内膜炎　33
心囊内血腫　10

心不全　67, 120
心房細動　49, 97
　　──分類　101
　　メイズ手術後の──　103
心房性トリガー　98
心房中隔欠損症（ASD）　57
　　──カテーテル治療　59
心房中隔閉塞栓　65
心房頻拍　49
心房リモデリング　98

水槌様脈　77
スタビライザー　130
スパレーション　25
スピロノラクトン　97
スルバクタム　125

生体弁　85
石灰化, 僧帽弁輪の　88
セフトリアキソン　117, 125
セボフルラン　86, 154
全弓部置換術　107, 110
前鋸筋-肋間筋面ブロック（SIPB）
　95
全静脈麻酔（TIVA）　7
選択的順行性脳灌流（SCP）　113
選択的心筋保護液注入　5, 81
剪断応力　78
前負荷　138
　　──減少　9

創感染　153
早期抜管　138
双極子型デバイス　99
送血管　17, 26
送血フィルター　26
送血ポンプ　25
僧帽弁, 命名分類法　86
僧帽弁狭窄症（MS）　84
僧帽弁形成術　122
僧帽弁交連断面　87
僧帽弁手術後合併症　88
僧帽弁短軸断面　87
僧帽弁置換術　122
僧帽弁長軸断面　87
僧帽弁閉鎖不全症（MR）　59, 69, 83,
　91

塞栓症　122
足背動脈圧ライン　108
組織ドプラ波　73
ソタロール　101

た行

体外式ペーシング　52
体外循環離脱　20
大動脈疾患, ガイドライン　159
大動脈粥状硬化病変　14, 16
大動脈内バルーンパンピング（IABP）
　7, 52, 138
大動脈弁逆流　14, 16
大動脈弁狭窄症（AS）　67, 75
大動脈弁口面積　68
大動脈弁置換術（AVR）　70, 77
大動脈弁通過最高血流速度　68
　　──計測方法　72
大動脈弁閉鎖不全症（AR）　68, 75
大伏在静脈（SVG）　132, 135
たこつぼ心筋症　45
脱血管　18, 23, 92
脱転　129, 136
ダビガトラン　101
ダプトマイシン　125

チアミラール　143
中空糸構造, 膜型人工肺の　26
中部食道四腔断面　15〜18, 63, 89
中部食道上下大静脈断面　16〜18, 63
中部食道上行大動脈長軸断面　17
中部食道長軸断面　16
中部食道二腔断面　15
腸球菌　124
貯留型（pooled form）, 遺残空気　20

対麻痺　113
作られた血行動態　144

低侵襲心臓手術　151
低心拍出量, 原因　9
低体温, 人工心肺中の　27
低体温循環停止, 安全限界時間　112
低分子ヘパリン　31
低流量・低圧較差・重症大動脈弁狭窄
　症（AS）　69
電気的除細動　49

橈骨動脈（RA）　132
頭低位　136
糖排出閾値　7
洞不全症候群, メイズ手術後の　103
冬眠心筋　3, 144
ドパミン　45, 79, 115, 124
　　──製剤　44
ドパミン受容体　45
ドブタミン　45, 47, 79, 115, 124, 149
ドブタミン負荷心エコー検査　69
ドプラ心エコー　78
トラネキサム酸（TA）　40, 79
トロンボエラストグラフ　36
トロンボエラストメトリー　36
トロンボキサン A_2（TXA_2）　34

な行

内胸動脈（ITA）　132, 135
ナファモスタットメシル酸　31
難治性低血圧　45

ニカルジピン　46, 137, 145
ニコランジル　46, 79, 139
二次孔欠損, 心房中隔欠損症　57
二次性僧帽弁閉鎖不全症（MR）　83
ニトログリセリン　45, 79, 86, 115,
　137, 139
ニトロプルシド　139
ニフェカラント　49
日本周術期経食道心エコー認定試験
　161

熱交換器　25

脳分離体外循環　112
ノルアドレナリン　45, 79, 114, 124,
　137, 139, 150
ノンテクニカルスキル　160

は行

ハートポジショナー　130
肺血管抵抗　62
敗血症　33, 117
肺静脈隔離術　98
肺水腫　45
肺動脈カテーテル　145
播種性血管内凝固（DIC）　4, 33, 117

バソプレシン　45, 139, 149
パニペネム　125
パルスドプラ波　73
バンコマイシン　125
反跳脈　77

非観血的血圧　149
微細気泡　25
非細菌性血栓性心内膜炎　117
非心臓手術，ガイドライン　160
ヒスタミン　34
ビソプロロール　101, 105
非拍動定常流　4
標的療法（抗菌薬）　125

フィブリノゲン濃縮製剤　36
フィルム型人工肺　25
フェニレフリン　137, 139, 155
フェンタニル　79, 86, 115, 124, 144
副作用，ヘパリン　33
腹部大動脈の拡張期逆流　77
部分肺静脈還流異常（PAPVR）　58
プライミング　5, 28
プラニメトリ法　73
フリーグラフト　132
フレカイニド　101
プレコンディショニング効果　154
プローブ操作　13
プロカインアミド　101
フロセミド　97
プロタミン　10, 33, 82, 115
プロタミンショック　34
プロタミン滴定検査　34
ブロックライン　99, 100
プロポフォール　79, 86

ペーシング機能付き肺動脈カテーテル　154
ペースメーカ　9
壁運動　14
ベタミプロン　125
ヘパリン　31, 71, 82
ヘパリン起因性血小板減少症（HIT）　33
ヘパリン抵抗性　32
　──原因　33
ヘパリンリバウンド　10, 35

ヘモグロビン濃度　139
ベラパミル　46, 49, 101
弁逆流　14
弁狭窄　14
弁口面積　67
　──算出法　73
弁座内逆流　71
弁周囲逆流　72, 88, 121
弁周囲膿瘍　119, 121
弁尖形成術　85
ベント回路　26
弁剥離・脱着　121
弁膜症手術，ガイドライン　159
弁輪形成術　85
弁輪内逆流　88
弁輪の石灰化　87
弁輪部膿瘍　121

房室順次ペーシング　71
房室ブロック　81
傍脊椎ブロック　94
ホスホジエステラーゼ（PDE）Ⅲ阻害薬　47, 139
発作性上室性頻拍　49
発作性心房細動　101
ホモグラフト　124
ポンプ脱血法　24

ま行

膜型人工肺（ECMO）　25, 53
マクロリエントリー　98
末梢血管抵抗低下　9
マルチモーダル鎮痛　95
マンシェット圧　149
慢性心房細動　101
慢性大動脈弁閉鎖不全症　75, 77

水テスト　64
ミダゾラム　79, 86, 124
未分画ヘパリン　31
ミルリノン　47, 149

メイズ手術　97
迷入　19
メチシリン感受性黄色ブドウ球菌（MSSA）　120
メナテトレノン　79

モニタリング　9

や行

薬理学的臓器保護効果　7
薬理学的プレコンディショニング効果　46

有茎グラフト　132
有効弁口面積（EOA）　73
疣腫　117, 119
　──TEE所見　123
輸血管理，ガイドライン　159

ら行

落差脱血法　23
ラジオ波焼灼　99
卵円孔開存（PFO）　14, 16
ランジオロール　47, 65, 82, 137
リアルタイム三次元（3D）TEE　14, 120
リウマチ熱　84
リザーバー　5, 24
リズムコントロール　100
リドカイン　47, 82
リバーロキサバン　97, 101
リファンピシン　125
緑色レンサ球菌　124
臨床上の問題（CQ）　159

ループテクニック　93

冷却心筋保護液　27
冷凍アブレーション　99
レートコントロール　100
レミフェンタニル　86, 144, 154
連合弁膜症　84
連続の式　73

ローラーポンプ　25
ロクロニウム　143
肋間神経ブロック　154

わ行

ワルファリン　101

LiSA コレクション	
心臓麻酔デビュー	定価：本体 5,200 円＋税

2018 年 8 月 30 日発行　第 1 版第 1 刷 ©
2019 年 8 月 11 日発行　第 1 版第 2 刷
2021 年 4 月 1 日発行　第 1 版第 3 刷
2023 年 5 月 10 日発行　第 1 版第 4 刷

編　者　　坪川 恒久
　　　　　（つぼかわ　つねひさ）

発 行 者　　株式会社 メディカル・サイエンス・インターナショナル
　　　　　代表取締役　金子 浩平
　　　　　東京都文京区本郷 1-28-36
　　　　　郵便番号 113-0033　電話 (03) 5804-6050

印刷：横山印刷／表紙装丁：トライアンス

ISBN 978-4-8157-0133-8 C3047

本書の複製権・翻訳権・上映権・譲渡権・貸与権・公衆送信権 (送信可能化権を含む) は (株) メディカル・サイエンス・インターナショナルが保有します。本書を無断で複製する行為 (複写，スキャン，デジタルデータ化など) は，「私的使用のための複製」など著作権法上の限られた例外を除き禁じられています。大学，病院，診療所，企業などにおいて，業務上使用する目的 (診療，研究活動を含む) で上記の行為を行うことは，その使用範囲が内部的であっても，私的使用には該当せず，違法です。また私的使用に該当する場合であっても，代行業者等の第三者に依頼して上記の行為を行うことは違法となります。

JCOPY 〈出版者著作権管理機構　委託出版物〉
本書の無断複製は著作権法上での例外を除き禁じられています。複製される場合は，そのつど事前に，出版者著作権管理機構 (電話 03-5244-5088，FAX 03-5244-5089，info@jcopy.or.jp) の許諾を得てください。